Leadless Cardiac
Pacemaker:
Technical Points and
Practical Strategies

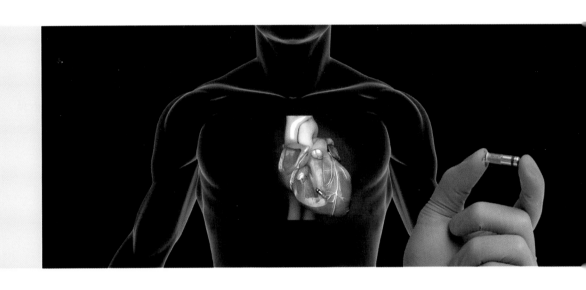

无导线心脏起搏器

——技术要点与实战攻略

主审◎黄从新　张　澍　黄德嘉　华　伟

编著◎刘启明　周胜华

湖南科学技术出版社

:::::::: 《无导线心脏起搏器——技术要点与实战攻略》编委会

主审 黄从新 张 澍 黄德嘉 华 伟

编著 刘启明 周胜华

编者（以姓氏汉语拼音为序）

陈明鲜 中南大学湘雅二医院

黄韫颖 中南大学湘雅二医院

蒋和俊 中南大学湘雅二医院

李旭平 中南大学湘雅二医院

刘振江 中南大学湘雅二医院

涂 涛 中南大学湘雅二医院

吴智鸿 中南大学湘雅二医院

肖宜超 中南大学湘雅二医院

阳 辉 中南大学湘雅二医院

朱泽安 美敦力（上海）管理有限公司

参与写作（以姓氏汉语拼音为序）

李默晗 林秋珍 刘朝硕 刘耀中

马应旭 宁佐栋 吴坷坷 杨 帆

张保俭 张泽盈 周 拥

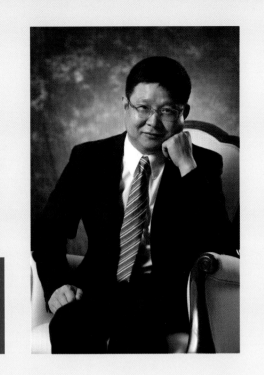

刘启明 教授，博士生导师，一级主任医师，中南大学湘雅二医院心血管内科副主任，湖南省心血管疾病介入质量控制中心副主任，国家卫生健康委员会"2019健康卫士"荣誉获得者；美国心脏病学会（FACC）、美国心律学会（FHRS）资深会员，中华医学会心电生理和起搏分会常务委员、中华医学会心血管病学分会委员，中国医学促进会心律与心电分会副主任委员，湖南省医学会心电生理与起搏专业委员会主任委员，湖南省医学会心血管病学专业委员会常务委员，湖南省医学科学骨干人才，湖南省普通高校骨干青年教师；曾于美国俄克拉荷马大学（University of Oklahoma）心脏节律研究所和德国汉堡圣乔治（St. Georg）医院访问学习；主持国家自然科学基金面上项目4项，湖南省自然科学基金3项，国家科技部重点专项子课题1项，湖南省科技创新重大项目子项目1项，湖南省科技进步奖多项。《起搏和临床电生理杂志》（*Pacing and Clinical Electrophysiology*）、《中华心律失常学杂志》等国内外医学期刊编委；发表SCI学术论文50余篇，指导国内多家医院开展心脏介入手术。

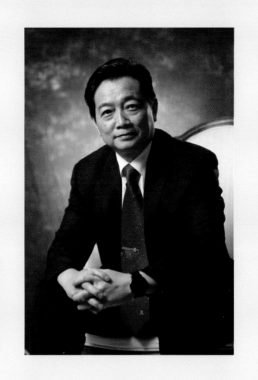

周胜华 教授，博士生导师，一级主任医师，中南大学"湘雅名医"，2019"国之名医·优秀风范"奖获得者；中南大学湘雅二医院心血管内科主任，湖南省心血管病医院（中心）主任，湖南省心血管病疾病介入治疗中心主任，湖南省心血管疾病介入质量控制中心主任，湖南省心血管疾病现代医疗技术研究中心主任；美国心脏病学会（FACC）、美国心律学会（FHRS）资深会员，中华医学会心血管病学专业委员会常务委员兼副秘书长，中国医师协会心血管内科医师分会副会长、常务委员，湖南省医学会心血管病学专业委员会主任委员，中国医师协会心力衰竭分会副主任委员、中国生物医学工程学会心律分会常务委员、中国心律学会常务理事；享受国务院政府特殊津贴。2016年主编高等教育出版社出版《内科学》教材获首届全国教材建设奖二等奖。主持国家自然科学基金面上项目4项，美国中华医学基金会项目1项，中华医学会临床研究专项基金1项，卫生部重点部属医院临床学科重点项目1项；获湖南省部级科技进步奖二等奖8项。2021年主持国家自然科学基金原创探索计划项目1项，获湖南省首批技术攻关"揭榜挂帅"项目。担任《介入心脏病学杂志》（*Journal of Interventional Cardiology*）、《中华医学杂志英文版》《中华心律失常学杂志》等国内外多本杂志编委，发表SCI论文80余篇。

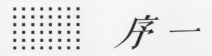

序一

心律失常为常见的临床疾病，常因窦房结、房室结、传导系统等部位病变所致，轻则影响患者的生存质量，重则可致残、致死。

临床上针对心律失常治疗的主要策略有两类：一类是药物治疗，而另一类则为介入治疗。后一类治疗策略中，心脏起搏治疗为某些类型心律失常的必然选择，如三度房室传导阻滞等。

经临床研究证实，心脏起搏治疗某些类型的心律失常安全、有效，已成为治疗某些类型心律失常的常规策略。伴随着科技发展的日新月异，对心脏起搏器系统的研究也不断深化，乐见心脏起搏模式生理化、起搏器体积小型化、无导线心脏起搏等新的研究成果业已应用到临床，展现出了诱人的应用前景。

无导线心脏起搏从理论上讲规避了植入电极导线所产生的一系列并发症，如血管损伤、囊袋感染、电极破损/断裂等，故自问世以来，颇受青睐。随着对其研究的不断深化，目前，无导线心脏双腔起搏器也已问世，使得该类起搏器向生理化起搏迈进了一大步。而且，这种起搏模式的适应证也定会拓宽，其应用面也必将更广。

正因为无导线心脏起搏器临床应用的适应证在不断拓宽，故普及该项技术，规范治疗流程，提升从业人员管理质量便势在必行。由刘启明、周胜华教授主编的《无导线心脏起搏器——技术要点与实战攻略》即将问世。书成之余，作者邀我作序，这便给我提供了一次先睹为快的机会。捧读该书，但见字里行间充满了该团队从实践中升华的认知、经验；闪烁着该团队睿智的学术火花；也映衬出该团队对这一领域的学术贡献。

该书不仅回顾了心脏起搏历史，也较为详尽地介绍了无导线心脏起搏的研发历程、循证证据、相关指南、技术流程、管理要点等，实谓一本不可多得的专著。正值国内推广应用无导线心脏起搏技术之时，这本专著的问世便显得尤为重要，因为这是第一次系统地介绍无导线心脏起搏的理论与实践，理当成为从业人员的必读之作。我从中学到很多，也乐于推荐给广大读者。

是为序。

黄从新

2022 年 3 月 31 日于珞珈山

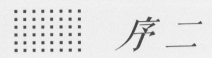

序二

1958 年瑞典第一例心脏起搏器的植入开创了心脏起搏治疗的新纪元。从心脏单腔起搏器到双腔起搏器至三腔起搏器，从非生理性到半生理性至生理性起搏，从治疗心动过缓到心动过速至心力衰竭，心脏起搏技术发展迅速，适应证不断拓宽。尽管如此，传统心脏起搏器中电极导线磨损或断裂、脉冲发生器囊袋破溃或感染等并发症仍无法忽视。应运而生的无导线心脏起搏器无疑是心脏起搏领域巨大的革新与进步。目前临床上应用的无导线心脏起搏器主要是美敦力公司的 Micra VR 经导管起搏系统，Micra VR 重量仅为 2 g，可直接植入右心室，避免了传统心脏起搏器导线与囊袋等相关的并发症。陆续开展的临床研究显示出无导线心脏起搏器较高的植入成功率、较低的主要并发症发生率，其有效性与安全性得到不断地验证。但 Micra VR 也存在一些不足，包括非生理性的起搏模式、有限的取出经验和长期临床试验结果的缺乏等。相信随着具备房室同步功能的美敦力公司 Micra AV、雅培公司 Aveir DR 的上市及临床应用，无导线心脏起搏器能够得到更广阔的应用。

尽管国外有部分指南及专家共识对无导线心脏起搏器的应用有所提及，但国内系统介绍无导线心脏起搏器的专业书籍鲜见，本书的推出大大地弥补了无导线心脏起搏领域的空白。本书从无导线心脏起搏器的循证医学证据、国际指南与共识的综述；到无导线心脏起搏器植入流程与操作要领、术后随访与管理等临床经验的总结；到经典病例、挑战性病例、与其他心脏介入手术一站式联合手术的报道，系统地介绍了无导线心脏起搏器的临床应用。

　　本书图文并茂，内容翔实，既有理论基础，又重实践过程。本书贴近临床，具有较强的临床实用性，可为心脏起搏领域临床医生及相关技术人员提供参考与借鉴。希望在本书的指导帮助下，无导线心脏起搏器能让更多的患者获益，推动中国心脏起搏事业不断勇攀高峰、再创辉煌。

华　伟

2022 年 3 月 30 日于北京

前 言

    人类从步履到航海，从航海到航天，无论"五洋捉鳖"还是"九天揽月"，都离不开心脏有力地搏动。心脏起搏器作为 20 世纪人类最伟大的生物工程技术发明之一，成功地挽救了数以百万患者的生命，提高了患者的生活质量。1958 年，Senning 和 Elmqvist 在斯德哥尔摩的卡罗林斯卡医院开辟了心脏起搏器植入新纪元；20 世纪 70 年代众多学者提出了无导线心脏起搏器的理念；2012 年无导线心脏起搏器问世并成功植入，开创了心脏起搏器的新时代。

    中南大学湘雅二医院心律失常介入团队长期致力于心脏起搏的临床应用与基础研究；2016 年美敦力公司 Micra IDE 研究和雅培公司/圣犹达公司 Nanostim 的 LEADLESS 研究几乎同时发表后，团队针对无导线心脏起搏器的临床应用，提出了无导线心脏起搏器从根本上避免了锁骨下血管穿刺、囊袋感染以及导线断裂、连接故障等并发症，并且具有电池寿命长、更换简便安全、手术时间短等优势；但是也存在单右心室起搏模式、适应证相对单一、传送鞘管直径粗、右心室操控难度大限制儿童应用等潜在缺陷，团队的学术观点迅速被《新英格兰医学杂志》认可并发表。2019 年 12 月无导线心脏起搏器在中国成功上市后，团队作为国内首批开展无导线心脏起搏器植入术的团队之一，已经在国内 40 多家医院推广应用，不断积累临床经验，广泛开展学术交流，无导线心脏起搏器植入手术量位居国内前列；团队曾被中国（国际）心脏起搏会议授予 ICD 推广普及进步奖。

目前国内外心脏起搏器相关指南及专家共识对无导线心脏起搏器的推荐相对局限，本书《无导线心脏起搏器——技术要点与实战攻略》是国内首部关于无导线心脏起搏器的专著。本书综述了无导线心脏起搏器的最新循证医学证据及国际指南与共识对无导线心脏起搏器的推荐；总结了无导线心脏起搏器的结构与性能、植入流程与操作要领、并发症识别与处理、围手术期护理、术后随访与管理等实用的临床经验；报道了经典病例、特殊病例的实战攻略，以及与其他心脏介入手术一站式联合策略。期待此书为我国临床心脏起搏领域医生与医技人员提供参考与借鉴，共同提高对无导线心脏起搏器的认识，掌握临床规范化实操，推进无导线心脏起搏器的临床应用与普及。

本书所述无导线心脏起搏器技术要点与实战技巧，主要基于目前国内广泛应用的美敦力公司的 Micra VR，完稿之际，美敦力公司 Micra AV、雅培公司 Aveir DR 开始应用临床，无导线心脏起搏器迎来了新的生命，期待本书再版时予以详细介绍。在此，感谢中华医学会心电生理和起搏分会连续四届主任委员黄从新、张澍、黄德嘉和华伟教授的辛勤审阅，感谢美敦力（上海）管理有限公司大力支持，促成了此书的出版发行，在此一并致谢！此外本书编者团队写作时间仓促、水平有限，有待不断积累经验，诚请广大读者包涵并批评指正。

刘启明　周胜华

2022 年 3 月

目 录
CONTENTS

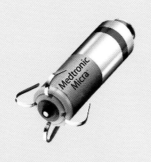

第一章
心脏起搏器的发展历程

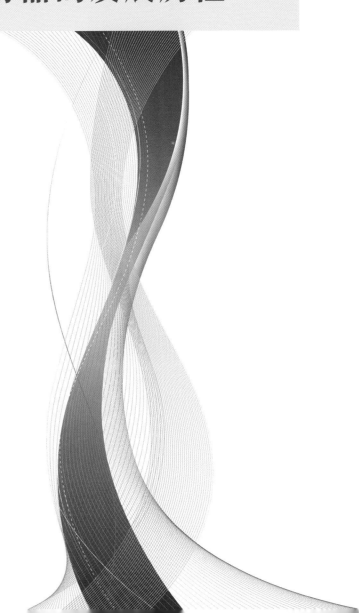

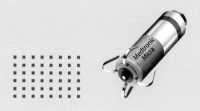

第一节　心脏起搏器的发展脉络

一、早期心脏起搏器的兴起

1791 年，路易吉·加尔文（Luigi Galvan）首次发现青蛙肌肉和心脏中的电现象，奠定了现代心脏电生理学的基础；1850 年，霍法（Hoffa）与路德维希（Ludwig）的研究证实电流可以终止心室颤动；19 世纪后期，麦克威廉（McWilliam）通过荟萃分析得出结论：电脉冲刺激的应用是成功治疗心脏疾病的关键，并提出许多现代起搏的基本概念[1]。1928 年，澳大利亚的麻醉医生利德威尔（Mark Lidwill）与物理学家布斯（Booth）合作设计了"起搏器"，用心室起搏术成功地抢救了一名心脏停搏的新生儿[2]。1932 年，美国生理学家阿尔伯特·海曼（Albert Hyman）试制成功第一台重量 7.2 kg 的起搏器，但未能引起临床同行们的重视，而其独创的心脏"人工起搏器"，成为沿用至今的术语[3]；1952 年，哈佛大学医学院的佐尔（Zoll）医生采用体外皮肤电极起搏法成功挽救了两名房室传导阻滞合并心脏停搏的患者，人工心脏起搏技术在临床上得到重视，佐尔医生也因此被尊称为"心脏起搏之父"[4]；1959 年，西摩·福尔曼（Seymour Furman）和施韦德尔（J. B. Schwedel）成功地通过插入颈静脉的导管通过右心室心内膜刺激心脏，为起搏器的介入植入技术奠定了基础[5]。

二、现代心脏起搏器电源技术的发展

1958 年，瑞典工程师埃尔姆奎斯特（Elmqvist）等人设计制造了世界首台以镍-镉电池作为能源的埋藏式固定频率起搏器，从此起搏器技术步入了快速发展阶段。1960 年，查达克（Chardack）工程师和格里特巴奇（Greatbatch）医生研制了首例晶体管电路起搏器，并采用了锌-汞电池作为起搏器能源，此后十多年里锌-汞电池一直作为埋藏式起搏器的能源。1970 年出现了以钚-238 为核能源的核能起搏器，使用寿命能达到 20 年以上，但因价格昂贵及核防护问题而未在临床上推广。直到 1971 年格里特巴奇研制出锂电池，并逐渐取代锌-汞电池，成为最常用的现代起搏器电源。

三、现代心脏起搏器起搏模式与功能的发展

心脏起搏器的起搏方式及相应功能经历了由简单到完善的过程，生理性起搏和多功能起搏的不断发展也使得起搏器的发展方向从救治患者生命逐渐转到提高患者生存质量。早期心脏起搏器无感知功能，按固定频率发送起搏脉冲，有引起快速性室性心律失常的风险。1963 年，内森（Nathan）首次采用 P 波同步起搏器（心房同步心室起搏，VAT），该起搏方式可使心室率随心房率而改变，从而恢复心房的调节功能，并可避免房室逆传导，开启了生理性起搏的前奏。1966 年，帕森内（Parsonnet）首先在临床上应用心室抑制型起搏（VVI）模式的心脏起搏器，VVI 起搏模式为心室起搏、心室感知、R 波抑制型心室按需起搏，因植入方便、适应证广泛，很快成为临床常用的起搏器类型。为满足房室顺序起搏，1969 年，贝尔科维茨（Berkovitz）又研制出了房室顺序型起搏器（DVI）。1977 年，芬克（Funke）在上述模式基础上研制成房室全能型起搏器（全自动双腔起搏，DDD），DDD 起搏方式是具有房室双腔顺序

起搏、心房心室双重感知、触发和抑制双重反应的生理性起搏模式。至此，双腔生理性起搏技术基本成熟。

1980年，由米罗夫斯基（Mirowski）设计制造，用于防治心源性猝死的埋藏式自动复律除颤器（implantable automatic cardiovertor-defibrillator，AICD）首次用于临床。在20世纪80年代初期，类固醇洗脱药物被开发出来，从电极导线尖端释放类固醇以减少炎症反应，从而使起搏器植入术更加安全有效。

2000年，具有双心室起搏功能的心脏再同步起搏器（cardiac resynchronization therapy pacemaker，CRT-P）被开发出来，俗称"三腔起搏器"，能够有效改善心力衰竭患者症状、提高生活质量、延缓病程、改善预后及降低死亡率[6]。经过几十年不断改进，目前最先进的产品已发展为集抗心动过速起搏、电击除颤复律、抗心动过缓起搏、兼容核磁共振等功能于一体的多功能高精度心脏起搏与除颤仪器。起搏器发展脉络见图1-1。

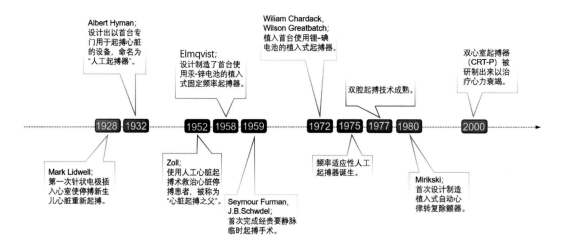

图1-1　心脏起搏器发展脉络图

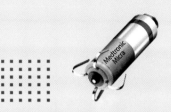

第二节　无导线心脏起搏器的兴起

一、无导线心脏起搏器的兴起

据估计，全世界每年植入的起搏器超过700 000个[7]。由于老龄化进程加快和合并症增多，永久性起搏器植入的数量逐年增加[8]。尽管传统导线起搏器改善了患者的临床症状，但起搏电极导线及囊袋问题长期以来一直被认为是一个致命弱点。据报道，高达10％的患者患有急性或慢性导线相关并发症。首先是导线磨损、断裂。起搏器导线断裂的发生率为1‰～4‰。最常见的原因是机械损伤，锁骨和第一肋骨之间的导线因压在锁骨下静脉入口部位的外侧，因上肢反复活动可能导致导线磨损断裂的发生。大多数患者在怀疑导线断裂时须立即就医，特别是对起搏器极度依赖的情况下。另一个重要问题是导线绝缘故障。绝缘故障可能导致异常起搏和不适当的电刺激，且导致起搏器电池寿命显著缩短[9]。起搏器囊袋感染也是传统心脏起搏器最常见的并发症之一。即便起搏电生理手术室严格执行无菌技术并改进设备设计，起搏器囊袋感染问题仍然存在。一旦出现囊袋感染，通常会导致包括脉冲发生器和导线在内的整个硬件完全移除，成为制约患者预后和生存治疗的关键问题。囊袋及导线相关并发症的存在促使人们探求更好的解决方式，无导线心脏起搏器应运而生。由于没有导线且不需要制作囊袋，无导线心脏起搏器可以完美克服上述问题。

二、无导线心脏起搏器的早期探索

斯皮克勒（Spickler）等人于 1970 年首先引入无导线心脏起搏器（leadless cardiac pacemaker，LCP）的概念[10]。他们是第一个成功将 LCP 植入狗体内的团队，但由于安全问题和电池寿命短，起搏装置无法临床应用。1991 年，瓦尔达斯（Vardas）等人在 8 只狗身上测试了他们研制的微型起搏器装置，由 3 个 1.5 V 电池供电。研究中使用的起搏模式为心室固定起搏模式（VOO），因为没有感应能力，如出现自发心搏，将与起搏心律互相干扰，形成竞争心律，影响心脏功能，甚至引起严重心律失常。VOO 模式在实践中的意义有限，故这种起搏器也不适合临床应用[11]。

三、无导线心脏起搏器的电源探索

斯皮克勒和瓦尔达斯等人的研究无疑是超前的，但受限于技术条件，无导线心脏起搏器研发进展缓慢。现在使用的无导线心脏起搏器主要由锂电池供电，但科学家一直在探索适用于无导线心脏起搏器的电源设备。

（一）自动腕表式微型发电机技术

1999 年，哥多（Goto）[12]等人探索了使用自动发电系统（AGS）为无导线心脏起搏器供电的概念。AGS 类似于自充电石英表，可将动能转换为电能。AGS 系统植入右心室，并将动能转换为电能储存在设备内。研究人员发现每次心跳 AGS 可以转化产生 13 μJ 能量，表明其可提供足够的能量为无导线心脏起搏器供电。研究人员使用充满电的 AGS 系统成功地以 140 次/min 的起搏频率工作 60 分钟[13]。

（二）经体表无线能量传输技术

1. 超声能量传输方式　2006 年，埃希特（Echt）等人研发了声电转换装置，实现了心脏不同部位的起搏。体表植入超声发射装置（发射器），静脉系统在心脏植入超声接收装置（接收器），接收器可以接收透过胸壁发送的超声能量并转换为电能（即脉冲电流）从而实现心脏起搏[14]。

2. 磁能量传输方式　维内克（Wieneke）等人研发了电磁感应的起搏能量电源，与利用超声能量相似，通过植入心前区皮下的发射器（金属线圈）将磁能量传递至心腔内的电极接收器线圈，进而接收器将接收到的磁能量转换为交变电流，交变电流进一步形成心脏起搏脉冲起搏心脏。目前关于磁能量的相关临床试验尚未开展，这种特殊的电源是否能应用于临床还有待观察。

3. 生物自发电技术　生物学自发电技术研究尚处于生物材料学研究阶段，离临床应用还有一段距离。

（1）酶生物发电技术：2005 年，汤桥（Yuhashi）等以人工酶 Ser415Cys/GDH（脱氧葡萄糖）作为阳极与胆红素氧化酶（BOD）作为阴极组成酶燃料电池，通过分解血液中的葡萄糖，使电子在电池两极之间移动产生电流[15]。

（2）纳米发电技术：纳米材料氧化锌发电线，用人工组织黏合剂固定在大鼠搏动的心脏表面，随着心脏的搏动，纳米发电线被拉伸缩短和弯曲（形变），从而获得电流[16]。

四、现有的无导线心脏起搏装置

现在市面可用的 LCP 主要由锂电池供电，并可能将继续采用这种方式，直到探索到更好的电源[15]。目前，正在临床应用的 LCP 主要有 4 种（图 1-2）。

（一）Nanostim LCP 设备及其升级版 Aveir

Nanostim LCP 由美国圣犹达公司（St. Jude Medical）制造。Nanostim LCP 呈棒状，长 4 cm、宽 6 mm，重量仅为 2 g，由 18F 可操纵导管经股静脉植入右

心室。器械采用的是主动式螺旋固定，借助顶部螺旋固定装置固定于右心室心肌上。如果需要调整定位或没有完全固定，可以在操作过程中拧下LCP[15]。在LEADLESS试验之后，Nanostim LCP于2013年10月获得了欧洲认证的CE标志。然而，由于质量问题（电池提前耗竭、按钮脱落），2016年10月，圣犹达公司发布了Nanostim的器械召回及停止植入的建议。此后雅培（Abbott）公司对其进行升级优化，克服了Nanostim电池不稳定、按钮脱落等问题，最终衍化成为Aveir。目前关于Aveir的临床安全性及有效性的临床试验LEADLESS Ⅱ IDE study（phase Ⅱ）正在开展。

（二）Micra 经导管起搏系统（TPS）

Micra TPS是我国引入临床应用的首款无导线心脏起搏器，由美敦力公司（Medtronic）制造，据称它是目前"世界上最小的起搏器"，宽度仅为7 mm，长26 mm，重2 g。与Nanostim一样，Micra通过股静脉输送到右心室，可以根据需要重新定位，预计电池寿命为7～15年。Nanostim LCP主要由螺旋固定，而Micra则由小型自膨胀镍钛合金齿固定。此外，Micra在电量耗尽后无需移除，可以直接在右心室再次植入新的Micra起搏器。不过，尽管体积很小，但在管理周期更长的年轻患者中，大量Micra系统被放置在心室内仍存在隐患。为了进一步探索双腔无导线心脏起搏器的可能性，研究人员开展了MASS等临床试验，以评估创新性的房室同步算法在Micra设备中运行的可行性。接着，全球首个双腔无导线心脏起搏器Micra AV诞生。Micra AV为VDD起搏模式的双腔起搏器，可感知心房机械收缩信号后同步起搏心室，增加了房室同步性起搏的功能。房室同步起搏更好地模拟了心脏的生理性传导，是符合人体生理需求的起搏模式。Micra AV于2020年获美国食品药品监督管理局（FDA）批准，关于其安全性及有效性的临床试验在进一步开展中。

（三）mCRM 系统

该系统是波士顿科学公司（Boston Scientific）研发的一款无导线心脏起搏除颤器，其独特之处在于它由两个心律管理（CRM）设备组成：Emblem MRI

皮下植入式除颤器系统和 Empower 模块化起搏系统，mCRM 系统已进入临床试验阶段，以验证其安全性及有效性。

（四）无线心脏刺激系统（WiCS-LV）

由 EBR 系统（EBR Systems，Sunnyvale，CA，USA）开发。该系统利用从植入左胸皮下的发射器和植入心室的接收器，将超声波能量转换为可用于心脏起搏的电能。与上述设备相比，WiCS-LV 系统与传统右心室起搏器一起使用时可用于心脏再同步治疗（CRT）。WiCS-LV 的另一个附加优势是其心内膜起搏能力，这与传统 CRT 设备所见的心外膜起搏不同。心内膜起搏可能更具生理性，理论上可以改善患者对 CRT 治疗的临床反应[16]。

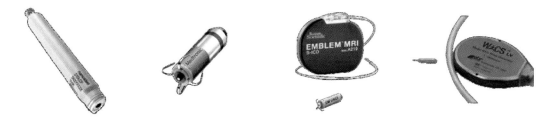

图 1-2　现有无导线心脏起搏器概览

从左到右依次为 Nanostim、Micra、mCRM 及 WiCS-LV 无导线心脏起搏系统。

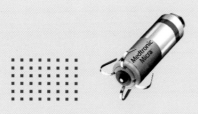

第三节　无导线心脏起搏器的发展趋势

　　未来心脏起搏器的发展主要集中在 5 个方向：①体积小型化。②智能化。③生理化。④兼容性。⑤远程网络管理。

　　无导线心脏起搏器无疑是小型化的代表，同时集成了核磁共振兼容性、智能化等特点，凭借诸多优势已成为人工起搏器的前进方向。然而目前无导线心脏起搏器仍存在不少缺点：①目前临床主要应用的无导线心脏起搏器为单腔起搏器，因而在预计植入后心室起搏比例较高，且已经合并心脏结构改变尤其是心功能不全的患者中，选择无导线心脏起搏器需要慎重，这种情况下可能不利于患者的心功能。②在股静脉内径不足以置入 27 F 血管鞘的儿童患者以及在双侧股静脉血管畸形的患者中，虽然可以选择颈内静脉置入，但是存在操作困难、术后颈内静脉压迫止血困难，可能需要血管缝合等不利因素，此类患者选择无导线心脏起搏器应该慎重。③目前无导线心脏起搏器相比传统心脏起搏器而言价格昂贵，给患者带来的经济负担较重。④虽然发生率很低，但是在植入过程中仍有心脏穿孔和心脏压塞的风险，需要尽量避免选择在薄弱的右心室前壁和下壁植入。

　　未来无导线心脏起搏器的发展应着重于对并发症的规避，尤其是组织穿孔等危险并发症。此外，对电池技术的改进及可重复充电技术的研究也能够减少重复植入的过程，从而提高无导线心脏起搏器的长期安全性。更进一步，无导线心脏起搏器的多功能性也是非常重要的研究方向，主要包括了以下方面[17,18]：①满足生理性起搏的无导线心脏起搏器。②无导线心脏再同步化治疗（CRT）。③无导线心脏起搏器与埋藏式心率转复除颤仪（ICD）的联合。

参考文献

[1] WARD C，HENDERSON S，METCALFE N H. A short history on pacemakers [J]. Int J Cardiol，2013，169（4）：244-248.

[2] MOND H G，SLOMAN J G，EDWARDS R H. The first pacemaker [J]. Pacing Clin Electrophysiol，1982，5（2）：278-282.

[3] FURMAN S，SZARKA G，LAYVAND D. Reconstruction of Hyman's second pacemaker [J]. Pacing Clin Electrophysiol，2005，28（5）：446-453.

[4] 郭继鸿. 心电图学史（十）：（九）缓慢心律失常的心脏起搏器治疗 [J]. 临床心电学杂志，2000（3）：175-177.

[5] FURMAN S，ESCHER D J，SOLOMON N，et al. Implanted transvenous pacemakers：equipment，technic and clinical experience [J]. Ann Surg，1966，164（3）：465-474.

[6] 江锦洲，陈月明，叶继伦. 心脏起搏器技术的研究进展综述 [J]. 中国医疗设备，2019，34（3）：160-163.

[7] MOND H G，PROCLEMER A. The 11th world survey of cardiac pacing and implantable cardioverter-defibrillators：calendar year 2009 a World Society of

Arrhythmia's project [J]. Pacing Clin Electrophysiol, 2011, 34 (8): 1013 – 1027.

[8] GREENSPON A J, PATEL J D, LAU E, et al. Trends in permanent pacemaker implantation in the United States from 1993 to 2009: increasing complexity of patients and procedures [J]. J Am Coll Cardiol, 2012, 60 (16): 1540 – 1545.

[9] BIRGERSDOTTER-GREEN U M, PRETORIUS V G. Lead extractions: indications, procedural aspects, and outcomes [J]. Cardiology clinics, 2014, 32 (2): 201 – 210.

[10] SPICKLER J W, RASOR N S, KEZDI P, et al. Totally self-contained intracardiac pacemaker [J]. J Electrocardiol, 1970, 3 (3 – 4): 325 – 331.

[11] VARDAS P, POLITOPOULOS C, MANIOS E, et al. A miniature pacemaker introduced intravenously and implanted endocardially [J]. Preliminary findings from an experimental study, 1991, 1 (1): 27 – 30.

[12] GOTO H, SUGIURA T, HARADA Y, et al. Feasibility of using the automatic generating system for quartz watches as a leadless pacemaker power source [J]. Med Biol Eng Comput, 1999, 37 (3): 377 – 380.

[13] ECHT D S, COWAN M W, RILEY R E, et al. Feasibility and safety of a novel technology for pacing without leads [J]. Heart rhythm, 2006, 3 (10): 1202 – 1206.

[14] YUHASHI N, TOMIYAMA M, OKUDA J, et al. Development of a novel glucose enzyme fuel cell system employing protein engineered PQQ glucose dehydrogenase [J]. Biosens Bioelectron, 2005, 20 (10): 2145 – 2150.

[15] PAN Z W, DAI Z R, WANG Z L. Nanobelts of semiconducting oxides [J]. Science, 2001, 291 (5510): 1947 – 1949.

[16] MOUNTFORT K, KNOPS R, SPERZRL J, et al. The promise of leadless pacing: based on presentations at Nanostim Sponsored Symposium Held at the Europe-

an Society of Cardiology Congress 2013，Amsterdam，The Netherlands，2 September 2013 ［J］. Arrhythm Electrophysiol Rev，2014，3（1）：51－55.

［17］ AURICCHIO A，DELNOY P P，REGOLI F，et al. First-in-man implantation of leadless ultrasound-based cardiac stimulation pacing system：novel endocardial left ventricular resynchronization therapy in heart failure patients ［J］. Europace，2013，15（8）：1191－1197.

［18］ MIDDOUR T G，CHEN J H，EL-CHAMI M F. Leadless pacemakers：a review of current data and future directions ［J］. Prog Cardiovasc Dis，2021，66：61－69.

（宁佐栋　肖宜超）

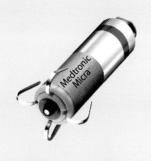

第二章
无导线心脏起搏器的结构与性能

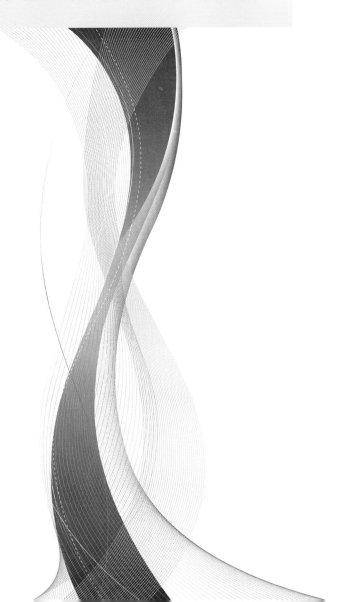

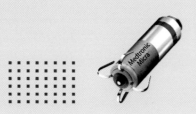

目前已临床应用的无导线心脏起搏器有两种，分别为雅培-圣犹达公司生产的 Nanostim 无导线心脏起搏器（leadless cardiac pacemakers，LCP）和美敦力公司生产的 Micra 经导管起搏系统（transcatheter pacing system，TPS），这两种无导线心脏起搏器的所有组件（脉冲发生器、电子元器件、电池和感受器）均被压缩放入一个"胶囊"中，并可直接植入右心室，避免了起搏器导线及起搏器囊袋的相关并发症。

第一节　无导线心脏起搏器与传统心脏起搏器的比较

所谓无导线心脏起搏器即没有电极导线的起搏器。无导线心脏起搏器的起搏导线和脉冲发生器两者合二为一，体积非常小。美敦力无导线心脏起搏器（Micra）是世界上最小的起搏器，又称"胶囊起搏器"，体积仅有 0.8 cm³，比传统心脏起搏器减小 93%，可以直接植入心脏，因此相比传统心脏起搏器，其在临床应用上具有难以比拟的优势。Micra 不会出现传统心脏起搏器植入部位的皮肤隆起和瘢痕，也避免了起搏器囊袋的破溃和感染、起搏导线磨损和断裂的风险，同时也不会影响患者抗凝治疗决策，可为患者带来更多安全获益；

在植入起搏参数理想的情况下，使用寿命可长达 12 年以上，相较于传统心脏起搏器时间更长；此外，Micra 操作简单、便捷、更符合介入医生的传统操作技术和习惯，通常仅需要经皮穿刺股静脉导管技术置入，无需额外学习头静脉分离或锁骨下/腋静脉穿刺技术，也避免了误穿锁骨下动脉以及血气胸等并发症。无导线心脏起搏器与传统心脏起搏器的比较可见表 2-1。

表 2-1　传统心脏起搏器与无导线心脏起搏器的比较

特征	传统心脏起搏器	无导线心脏起搏器（以 Micra 为例）
总体积	较大	较小
重量	约 20 g	2 g
频率应答	皮下加速传感器	心内加速传感器
植入过程	手术制作囊袋+导线	股静脉穿刺递送
植入时间	较长	较短
固定方法	螺旋或倒齿	可弯曲的小翼
系统移除	移除过程对医生和患者而言都是困难和危险的	相对轻松的
更换	通过囊袋	通过股静脉
核磁兼容条件	1.5T	1.5T+3.0T
预估使用寿命	10 年左右	12.8 年

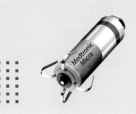

第二节　无导线心脏起搏器 Nanostim 与 Micra 的比较

　　Nanostim LCP 和 Micra TPS 都是单腔右心室无导线心脏起搏器，并且都经股静脉穿刺，借传送导管通过下腔静脉，穿过三尖瓣固定于右心室心肌上，但是它们在构造和性能上存在有不少区别（表 2 - 2）。在体积上，Micra TPS 与 Nanostim LCP 相比体积更小（0.8 cm³ vs 1.0 cm³），但直径更宽（6.7 mm vs 5.99 mm），相应地需要更宽的传送鞘管（内部直径 23F，外部直径 27F）。更宽的输送鞘管尺寸意味着更易于形成血凝块，因此 Micra 传送鞘管需要与加压的肝素盐水连接，并且需要在穿刺鞘管进入股静脉后，持续静脉给予肝素以预防血栓的形成。Micra TPS 与 Nanostim LCP 的固定方式也不相同。Nanostim LCP 采用的是主动式螺旋固定，借助顶部螺旋固定装置固定于右心室心肌上；而 Micra 则是借助 4 个可自主展开的镍钛固定翼固定于右心室心肌上[1,2]。

　　此外，两者在频率适应的机制上也不相同。Nanostim LCP 采用的是温度传感器，通过感知血液温度来调整；Micra TPS 则是借助 3 轴加速度传感器，这可以根据运动测试来选择合适的向量而不需要考虑 Micra 在右心室的方向。两者建立通信的方式也不相同，Nanostim LCP 选择的是导电遥测技术，尽管这需要在皮肤上放置贴片以建立起搏器通信，但这可以节约电量；Micra TPS 选择的射频遥测技术以建立通信。此外 Micra TPS 具有自动阈值管理功能，帮助延长起搏器使用寿命[1,3]。

　　分别于 2015 年和 2016 年在《新英格兰医学杂志》上发表的两篇临床研究系统地阐述了 Nanostim LCP 和 Micra TPS 的安全性和有效性。LEADLESS Ⅱ 研究是一项前瞻性、非随机、多中心的临床研究，对 Nanostim LCP 的效能和安全性进行了评估。该研究共纳入 526 例患者，有 504 例患者成功植入，成功率达到 95.8%；在对 300 例患者术后 6 个月的随访中，90% 的患者达到了主要疗效终点（可接受的起搏捕获阈值和感知振幅），93.3% 的患者达到了主要安全性终点（未发生装置相关的严重不良事件）[4]。可惜的是，2016 年由于电池过早耗尽的问题，全球终止了 Nanostim LCP 植入。Micra IDE 研究为前瞻性、多中心、非随机的临床研究，该研究共纳入了全球 19 个国家的 725 例患者，Micra 的植入成功率达到 99.2%，术后 6 个月随访结果显示 96% 的患者达到了主要疗效终点，98.3% 的患者达到了安全性终点，主要器械相关并发症发生率仅 3.4%。[5]

表 2-2　无导线心脏起搏器 Nanostim LCP 和 Micra TPS 的比较

项目	特征	Nanostim LCP	Micra TPS
外形	体积/cm³	1.0	0.8
	重量/g	2.0	2.0
	尺寸（长×宽）/mm	42×5.99	26×6.7
传送鞘管	直径	内径：18F；外径：21F	内径：23F；外径：27F
公司		圣犹达	美敦力
基本特征	起搏模式	VVI/VVIR	VVI/VVIR
	固定方式	螺旋固定装置	自膨胀镍钛合金尖齿

续表

项目	特征	Nanostim LCP	Micra TPS
安全性和有效性	电池	锂-氟化碳	锂银钒氧化物-氟化碳
	频率适应机制	血液温度	三轴加速度传感器
	自动阈值管理	无	有
	通信建立方式	导电遥测	射频遥测
	手术成功率/%	95.8	99.2
	脱位率/%	1.1	0.0
	不良事件发生率/%	6.5	4.0

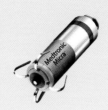

第三节　无导线心脏起搏器 Micra 的构造与性能

一、无导线心脏起搏器 Micra 的外观

通过图 2-1、图 2-2 和表 2-3 可以更直观地了解 Micra 的大小和尺寸。Micra 比传统心脏起搏器小 93％，是世界上最小的心脏起搏器，而且它提供了一套完整的起搏器功能。

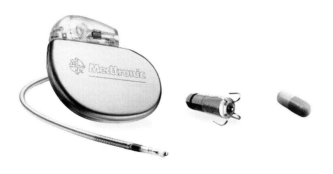

图 2-1　无导线心脏起搏器 Micra 的大小形态

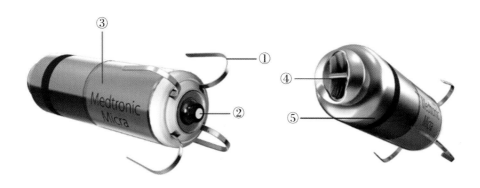

①固定翼；②起搏阴极；③Micra机械囊；④近端取出装置；⑤起搏阳极

图 2-2　无导线心脏起搏器 Micra 的外观

表 2-3　无导线心脏起搏器 Micra 的外观特征与参数

特　征	参　数
体积	$0.8\ cm^3$
重量	2 g
直径（D）	6.7 mm（20 Fr）
长度（L）	25.9 mm
固定翼伸展后的长度（LT）	最大 34 mm
端环距（E）	18 mm
阴极表面积	$2.5\ mm^2$
阳极环面积	最小 $22\ mm^2$

二、无导线心脏起搏器 Micra 的固定翼结构

Micra 的阴极附近有 4 个镍钛诺固定翼，两个固定翼可提供 15 倍让 Micra 维持在原位的力量，且可让阴极和心肌组织充分接触（图 2-3），每个固定翼 勾齿连接一环形底座，该环形底座依靠勾齿基部和勾齿体保持在原位。固定翼

是不透射线的，仅起到固定作用。固定翼勾齿由镍钛诺合金构成，该合金具有优异的弹性性能。勾齿的基部和勾齿体都是由经过生物相容性验证的聚合物材料构成，该聚合物材料已成功用于多种心血管、牙科、神经病学和整形外科植入物上。Micra阴极头端的单片控释装置具有可洗脱的类固醇激素[6]，可减轻局部炎症。

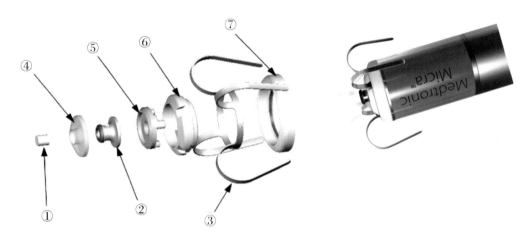

①单片控释装置；②电极；③勾齿；④保护盖；⑤电极垫片；⑥勾齿体；⑦勾齿基部

图 2-3　无导线心脏起搏器 Micra 的固定翼及周围结构图解

三、无导线心脏起搏器 Micra 的电极

美敦力公司 Micra 的阴极设计和传统起搏电极 4074 相同。这些设计的目的是让 Micra 直接植入在右心室的情况下，无须再通过电极去感知患者自身的心脏电活动并发放相应起搏脉冲。该设计面临的挑战是如何实现 Micra 在心肌内稳定固定以使得 Micra 的阴极与患者心肌充分接触，具体见表 2-4。

表 2-4　Micra 电极与传统起搏电极 4074 的比较

项目	Micra	4074 电极导线	对比
阴极	2.5 mm² 氮化钛涂层 CapSure Sense	2.5 mm² 氮化钛涂层 CapSure Sense	相同

项目	Micra	4074 电极导线	对比
阳极环	最小 22 mm，氮化钛涂层	最小 24 mm，氮化钛涂层	大小不同
端环距	18 mm	17 mm	相同
激素	醋酸地塞米松	醋酸地塞米松	相同
极性	双极	双极	相同

四、无导线心脏起搏器 Micra 的脉宽设置

与传统心脏起搏器默认 0.4 ms 的脉宽不同，Micra 默认的脉宽为 0.24 ms。这个默认的脉宽可以在有效起搏的同时尽可能地延长 Micra 的使用寿命。Micra 的使用寿命与输出能量密切相关。在植入时，我们推荐阈值小于 1.0 V/0.24 ms，以确保最佳的使用寿命。另外，为了尽可能地延长 Micra 寿命，建议常规打开自动阈值管理功能。

五、无导线心脏起搏器 Micra 的自动阈值管理功能

自动阈值管理是美敦力起搏器上最基本的功能，它可以保障患者的安全并延长起搏器寿命。总体来看，Micra 自动阈值管理功能的运作与传统心脏起搏器相同。唯一的重要不同在于：Micra 会每小时自动确认一次阈值以确保安全范围并最大化起搏器寿命。电池寿命与脉宽也密切相关。

虽然脉宽可以有多个程控值，但是自动阈值管理算法仅可在 0.24 ms（默认值）或者 0.4 ms 下运行。Micra 自动阈值管理的另外一个重要特征是：它在急性期和慢性期内的运作方式略有不同。急性期为植入后 112 d。在这个时间段内，阈值可能发生较大改变。虽然激素洗脱可以缩短甚至在某种情况下消除这个时期，但是这种阈值的剧烈变化的可能性依然存在。在慢性期起搏阈值一

般保持稳定。

在急性期内，Micra 会在 2 周内的自动阈值管理测试最大阈值上加 1.5 V 作为输出电压。在慢性期内，只增加 0.5 V。为了确保阈值测试值的稳定，每小时会自动确认一次。

在进行自动阈值测试时，测试起搏间期（最近 3 个心率间期的最低值－150 ms）并发放起搏脉冲。当测试脉冲失夺获时阈值测试停止发放脉冲，Micra 在最后一个测试脉冲 500 ms 后发放程控值的起搏脉冲。在传统心脏起搏器内，测试脉冲后都跟随备用脉冲（Micra 无备用脉冲）。自动阈值管理功能开启下，0.5 V（慢性期）和 1.5 V（急性期）的安全范围是足够的。每小时 Micra 自动确认阈值时会进行最多 3 跳起搏测试，测试电压为：输出电压－（安全范围－0.125 V）。如果无失夺获，则不会发生任何改变。如果 3 个测试中有 2 个失夺获，则会重新进行新的自动阈值测试（表 2-5）。

表 2-5　Micra 和传统单腔起搏器 Adapta 的自动阈值管理功能比较

项目	传统单腔起搏器 Adapta	Micra
测试方法	ER 波（所有电极）	ER 波（专用的低极化，较宽的端环距）
测试脉冲后的备用脉冲	有。测试脉冲 110 ms 后发放备用脉冲	无。下次起搏在测试脉冲后 500 ms（如果无 VS）
测试频率	每天 1 次	每天 1 次
阈值确认	无	每小时 1 次。每次发放至多 3 个测试脉冲，3 次测试 2 次失夺获后重启 VCM
输出电压自动调整	根据上一次测试值	根据 2 周之内测得的最高阈值
急性期输出（默认）	3.5 V（或者高于此）	阈值+1.5 V
慢性期输出（默认）	2 倍阈值，最低（或）2.0 V	阈值+0.5 V
脉宽（默认）	0.4 ms	0.24 ms

六、无导线心脏起搏器 Micra 的电池寿命

Micra 的使用寿命与其输出能量密切相关，起搏器输出能量主要与起搏比例、起搏电压有关（表 2-6）。因此在植入时应找到最佳的起搏阈值并定期随访。Micra 的电池化学特征存在一种现象：某一时期内电池电压快速下降；某一时期内电池电压下降非常缓慢。这意味着如果仅靠监测电池电压来判断起搏器寿命并不可靠。因此 Micra 的软件寿命预估不会显示电池电压，仅仅会显示预估年限。电池电压可以在"Battery and Device Measurements"处查看，在表 2-6 中可以观察到，升高输出能量对 Micra 寿命的影响较大。

表 2-6 Micra 起搏参数与电池寿命（年）的关系

起搏比例	脉宽/ms									
	0%		25%		50%		75%		100%	
电压/V	0.24	0.4	0.24	0.4	0.24	0.4	0.24	0.4	0.24	0.4
1	14.8	14.7	14.1	13.6	13.3	12.5	12.5	11.4	11.8	10.5
1.5	14.6	14.5	13.1	12.3	11.7	10.4	10.6	9.1	9.6	8.0
2	14.1	13.9	11.8	10.6	9.6	8.1	8.2	6.6	7.1	5.5
2.5	13.8	13.5	10.8	9.4	8.5	6.9	7.0	5.4	5.8	4.3
3	13.6	13.3	9.5	8.0	7.0	5.4	5.5	4.0	4.5	3.1
3.5	13.1	12.9	8.5	7.0	6.0	4.4	4.3	3.1	3.6	2.4
4	12.8	12.6	7.0	5.5	4.5	3.2	3.2	2.2	2.5	1.8

七、无导线心脏起搏器 Micra 的频率适应性起搏功能

人类的心脏平均每分钟跳动 60 次，每天接近 86 400 次跳动。每跳一次，

心脏会完成舒张和收缩的动作。Micra 直接放置在右心室内，它必须区分患者休息/高强度运动时的心脏活动和患者自身的位移。Micra 通过加速度传感器在静止时的活动计数以及区分低活动度和高活动度时的计数来实现这一点。低、普通、高活动计数是可程控的。传统心脏起搏器的加速度传感器通常检测前后方向的活动，埋藏于胸部的起搏器可以很好地感知前后方向的加速度改变。但是 Micra 在体内可能朝向不同的方向，因此 Micra 配备了三轴加速度传感器。医生可以根据运动测试来选择合适的向量而不用考虑 Micra 在右心室的方向。表 2-7 是传统心脏起搏器 Adapta SR 和 Micra 频率适应功能的比较。

表 2-7 传统心脏起搏器 Adapta SR 和 Micra 频率适应功能比较

项目	Adapta SR	Micra
传感器	单轴加速度传感器	三轴加速度传感器
过滤（Filtering）	1～10 Hz	1～10 Hz
计数确认（数字化）	每 2 s 进行一次阈值交叉加权	每 2 s 对选择轴的信号进行积分
频率适应曲线	双斜率曲线	双斜率曲线，静止时计数偏移量为 0
频率轨迹优化	是	是，根据 LR Setpoint 自动确定并调整
设置/故障排除（活动测试）	是	是，计数可见。5 min 或者 20 min 的测试

　　与传统的美敦力植入式脉冲发生器一样，Micra 具有频率轨迹优化功能（rate profile optimization，RPO）。如果频率轨迹优化程控为 ON，则自动调整频率适应设定值。Micra 无导线心脏起搏器具有频率轨迹优化功能，RPO 自动调整患者在两次随访之间的频率适应设定点。RPO 的目标是确保频率适应适用于患者的所有活动。RPO 会每天收集并存储所有不同情况下传感器指示的起搏频率、时间百分比的每天和长期平均值。然后，RPO 功能会使用设定的日常活动度（activities of daily living，ADL）响应和运动响应参数来设定起搏速率的时间百分比，以保持在每个参数的正常范围内。根据每天比较，RPO 按

需调整低限频率设定值，ADL 设定值和上限频率设定值。

除了 RPO 之外，还可以进行体位灵敏度测试以解决频率适应灵敏度的问题。患者在植入后出院前，可进行运动测试（以便将 Micra 设置为适合患者的频率适应参数）和活动向量测试（以确定在默认向量，各种体位的频率适应值是否合适）。

参考文献

[1] TJONG F V，REDDY V Y. Permanent leadless cardiac pacemaker therapy：a comprehensive Review [J]. Circulation，2017，135（15）：1458 - 1470.

[2] LEE J Z，MULPURU S K，SHEN W K. Leadless pacemaker：performance and complications [J]. Trends Cardiovasc Med，2018，28（2）：130 - 141.

[3] MILLER M A，NEUZIL P，DUKKIPATI S R，et al. Leadless cardiac pacemakers：back to the future [J]. J Am Coll Cardiol，2015，66（10）：1179 - 1189.

[4] REDDY V Y，EXNER D V，CANTILLON D J，et al. Percutaneous implantation of an entirely intracardiac leadless pacemaker [J]. N Engl J Med，2015，373（12）：1125 - 1135.

[5] REYNOLDS D，DURAY G Z，OMAR R，et al. A leadless intracardiac transcatheter pacing system [J]. N Engl J Med，2016，374（6）：533 - 541.

[6] 房艺，侯文博，张海军. 无导线心脏起搏器的研究进展 [J]. 医疗装备，2019，32（3）：200 - 202.

（周拥　刘朝硕　陈明鲜）

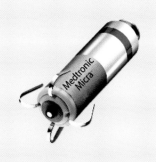

第三章

无导线心脏起搏器临床应用循证医学证据

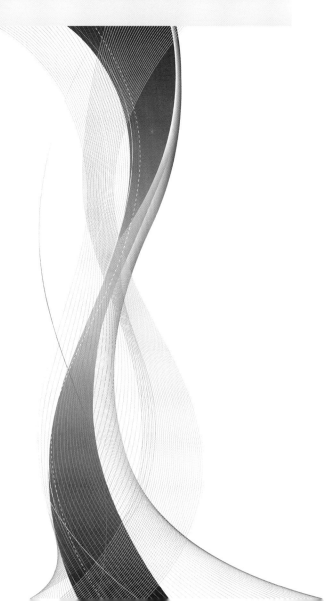

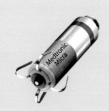

　　自 1958 年胸外科医生阿克·森宁（Ake Senning）教授和埃尔姆奎斯特（Rune Elmqvist）博士在斯德哥尔摩的卡罗林斯卡（Karoliaska）首次对患者植入心脏起搏器以来，传统的经静脉心脏起搏器治疗技术在不断进步和完善，降低了患者的死亡率，并提高了患者的生活质量。虽然心脏起搏器的植入给患者带来了益处，但是传统心脏起搏器的植入存在严重的并发症，主要与经静脉电极导线和皮下脉冲发生器囊袋有关。研究表明，传统心脏起搏器植入的近期并发症的发生率高达 8%～12%[1,2]，包括气胸、心脏压塞、囊袋血肿和导线脱落[3-5]。经静脉导线可引起静脉阻塞、三尖瓣反流和心内膜炎等并发症。经静脉导线相关心内膜炎的死亡率高达 12%～31%[6,7]。此外，0.7%～2.4%的患者会遇到与皮下发生器相关的严重并发症，如皮肤糜烂、囊袋感染和败血症[8,9]。为了解决传统心脏起搏器植入导线和设备囊袋相关的问题，无导线心脏起搏器的概念在 20 世纪 70 年代被提出并逐渐发展起来，至 2012 年，无导线心脏起搏器问世。目前主要开发了两种无导线心脏起搏器，包括美敦力制造的 Micra TPS 和圣犹达/雅培制造的 Nanostim LCP，它们可被植入右心室，并有起搏和感应电极，装置的尾端有回收装置以便于回收。

　　无导线心脏起搏器治疗逐渐被引入临床，以解决传统经静脉心脏起搏器治疗中与导线和囊袋相关的并发症。注册研究主要就 Micra 与 Nanostim 无导线心脏起搏器的一些中短期结果与传统单腔起搏器的历史结果进行了比较。目前尚无无导线心脏起搏器的长期疗效与安全性的数据，未来或可开展无导线心脏起搏器与传统心脏起搏器比较的大规模 RCT 研究，有助于医生的临床决策。目前的无导线心脏起搏器仅限于右心室单腔起搏，但未来先进的通信、多部件系统有望使更多的患者获益。

真实世界研究的数据定义为与患者健康状况相关的数据，或从各种来源常规收集的医疗保健数据，包括电子健康记录、索赔和账单数据、产品和疾病登记处以及患者本身[10]。以下就无导线心脏起搏器 Micra 及 Nanostim 的临床试验及真实世界研究进行概述。

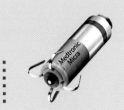

第一节 无导线心脏起搏器 Micra
临床研究

美敦力公司的无导线心脏起搏器 Micra 上市前临床研究（Micra Transcatheter Pacing Study，Micra IDE，ClinicalTrials. gov 编号，NCT02004873）结果发表在 2016 年的《新英格兰医学杂志》。Micra IDE 研究是一项前瞻性、多中心、非随机研究，共招募 725 名有单腔心脏起搏器适应证的患者植入无导线心脏起搏器 Micra，研究进行了一项事后分析，将主要并发症的发生率与先前发表的 6 项研究，共 2667 例经静脉心脏起搏器患者的对照队列进行了比较[11]。主要终点为植入起搏器后 6 个月，获得起搏捕获阈值低、起搏阈值稳定的患者百分比，即定义起搏阈值≤2.0 V，脉宽 0.24 ms，并在器械植入后增加≤1.5 V。结果表明，725 例患者中的 719 例（99.2%）成功植入无导线心脏起搏器，Kaplan-Meier 法对主要安全终点的估计为 96.0%（95%CI，93.9～97.3；与安全性能目标值 83% 相比，$P<0.001$）。725 例患者中的 25 例患者出现 28 个主要并发症，其发生率为 4.0%，相比传统心脏起搏器降低了 51%（HR，0.49；95%CI，0.33～0.75；$P=0.001$），其中 5 例腹股沟穿刺并发症、11

例心脏损伤、2 例血栓栓塞、2 例起搏问题、8 例其他并发症，但没有起搏器移位和感染并发症。在这项比较研究中，无导线心脏起搏器满足了预先规定的安全性和有效性目标。它具有类似于传统心脏起搏系统的安全性，同时提供较低且稳定的起搏阈值[11]。Micra IDE 研究的最大意义是证明了无导线心脏起搏器在人体内使用的安全性和可靠性。

Micra 经导管起搏系统上市后注册临床研究（Micra Transcatheter Pacing System Post-Approval Registry，Micra PAR，ClinicalTrials. gov 编号：NCT0253 6118）是一项基于 Micra 批准后注册的在 20 个国家的 96 个中心的单组观察研究，旨在持续监测新发布的无导线心脏起搏器在临床实践中的性能，该研究的主要目的是评估 Micra 系统的急性期和长期安全性能。安全终点为植入后 30 天的系统并发症或手术相关的主要并发症[12]。Micra PAR 研究将主要并发症发生率与 Micra IDE 研究进行了比较。研究中 149 名术者成功植入 795 名患者中的 792 名（99.6%）。植入后 30 天，其中 12 例患者出现 13 个主要并发症，发生率为 1.51%（95%CI，0.78～2.62）。主要并发症包括心脏积液/穿孔（1，0.13%）、装置移位（1，0.13%）和败血症（1，0.13%）。在调整基线差异后，该研究的主要并发症发生率低于 Micra IDE 研究（OR，0.58；95%CI，0.27～1.25；$P=0.16$）。在现实世界中，Micra PAR 研究显示，在植入后 30 天，植入成功率高，主要并发症发生率低，特别是心包积液、器械移位和感染率较低，证实了 Micra IDE 研究中观察到的积极结果。

Micra 经导管起搏研究（Micra Transcatheter Pacing Study，Micra TPS，ClinicalTrials. gov 编号：NCT02004873）是为了进一步评估在"真实世界"中 Micra 系统的安全性[13]。2015 年开始登记，2018 年 3 月纳入最后一名患者，共纳入 1817 例患者，经过 1 个月和 12 个月的随访后发表了对安全性和有效性数据的交互分析。1817 例患者中 99.1% 成功植入起搏器，术后 12 个月主要并发症发生率为 2.7%（95%CI，2.0～3.7），比经静脉起搏器植入的患者的主要并发症发生率低 63%（HR，0.37；95%CI，0.27～0.52；$P<0.001$）。Micra TPS 研究的主要并发症发生率低于 Micra IDE 研究（HR，0.71；95％CI，0.44～1.1；$P=0.160$）。有 3 例感染与手术相关，但均不需要移除设备，无电池或遥测问题。术后 12 个月，起搏阈值较低且稳定[13]。该研究进一步证实了 Micra 经导管起搏在临床实践中的良好性能，与传统起搏系统相比，主要并发症较为少见。

Micra CED 研究（ClinicalTrials.gov 编号：NCT03039712）是首个 Micra 无导线心脏起搏器的中长期、前瞻性、纵向研究，该研究是一项对植入单腔心脏起搏器受益人群的研究，预计 2017 年 3 月至 2025 年 6 月共纳入 37000 名患者进行研究。研究包括两个主要目标：①急性总体并发症发生率，即术后 30 天内起搏器系统和/或手术相关并发症，包括栓塞/血栓形成、穿刺部位事件、心脏积液/穿孔、装置相关并发症或植入后的其他并发症。②植入 Micra 无导线心脏起搏器患者的 2 年生存率。作为研究次要目标的一部分，将进行 Micra 无导线心脏起搏器与传统单腔起搏器的比较分析。

2021 年欧洲心脏病学会科学年会上，来自美国的乔纳森·皮奇尼（Jonathan Piccini）教授发布的 Micra CED 研究结果显示，在 2 年的随访期内，Micra 较传统心脏起搏器降低了 38％的再手术率（包括术后重新植入、起搏系统移除、需要升级为双腔起搏器、CRT 等），慢性并发症降低 31％，2 年时调整后的全因死亡率无差异。无导线心脏起搏器 Micra 在安全性方面相比于传统心脏起搏器有明显的优势[14]。

Micra 中国上市前临床研究（ClinicalTrials.gov 编号：NCT03624504）是一项前瞻性、多中心、单组人体临床试验，利用客观性能标准来确认在中国获得监管批准的 Micra 系统的安全性和有效性。研究对成功植入 Micra 系统的受试者在植入/出院前、术后 1 个月、3 个月和 6 个月及此后每隔 6 个月（如果适用）直至研究结束进行跟踪。研究的整个随访期在最后一名入选患者进行 6 个月的随访时结束。研究共纳入 82 人，平均随访（8.7±1.5）个月，无系和/或手术相关并发症的患者比例为 97.6％（预设值 83％）。研究表明，中国上市前临床中无导线心脏起搏器 Micra 植入的安全性与全球经验一致，甚至体现出了更高的成功率和安全性（表 3 - 1）。

表 3 - 1　无导线心脏起搏器 Micra 部分研究简要概况

研究/作者/发表年	发表杂志	研究设计	研究人群	植入心脏起搏器的患者总数	成功植入无导线心脏起搏器的患者数	随访时间/月	主要并发症例数
Micra IDE 研究 Reynolds 2016	*New England Journal of Medicine*	前瞻性多中心非随机	无导线心脏起搏器植入患者	725	719	6	28
Micra PAR 研究 Roberts 2017	*Heart Rhythm*	前瞻性单组多中心	无导线心脏起搏器植入患者	795	792	1	13
Micra TPS 研究 El-Chami 2018	*Heart Rhythm*	前瞻性单组多中心	注册批准行 Micra 无导线心脏起搏器植入患者	1817	1801	12	41
Micra CED 研究 El-Chami 2021	*European Heart Journal*	中长期前瞻性纵向	植入单腔心室起搏器受益人群	16431	6219	24	—
Micra 中国上市前临床研究	—	前瞻性多中心单组	无导线心脏起搏器植入患者	82	81	8.7 ± 1.5	—

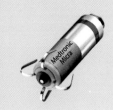

第二节　无导线心脏起搏器 Nanostim 临床研究

LEADLESS 观察性研究是一项前瞻性、单组、多中心上市后研究，对于符合 VVIR 起搏器适应证的受试者在成功植入 Nanostim 无导线心脏起搏器后、出院前和植入后 90 d、180 d 和此后每 6 个月进行登记和随访，以评估不良事件，确定 Nanostim 无导线心脏起搏器的短期安全性[15]。研究初始共纳入了 470 例患者，但由于发生了心脏穿孔事件，研究于 2014 年 4 月暂停。进一步培训之后研究重启，后纳入的 300 例患者中，94.6％的患者无严重不良设备事件（95％CI，91.0～97.2），而 5.3％的患者（$n=16$）观察到 18 个严重不良设备事件，其中最常见的是穿孔（1.3％）、血管并发症（1.3％）和设备移位（0.3％）。纳入的所有 470 例患者（中断前后）中，6.6％的患者经历了严重的器械相关不良事件。Nanostim 无导线心脏起搏器成功达到了 6 个月的主要安全终点。在研究暂停重启后，心脏穿孔和装置移位的发生率下降。

成功植入 Nanostim 无导线心脏起搏器后需要对其安全性和性能进行后续的随访观察。以下为相关的随访观察研究。

对来自 LEADLESS 研究的 33 例患者中的 31 例进行了回顾性评估，主要评估植入 Nanostim 的患者随访第 1 年内的并发症发生率、设备性能和速率反应率特性[16]。术后 3~12 个月的随访期间，没有发生与起搏器相关的不良事件。随访 12 个月时，起搏器平均起搏阈值（0.43±0.30）V，脉宽 0.4 ms，平均 R 波为（10.3±2.2）mV，阻抗（627±209）Ω。31 例患者中的 19 例（61%），心率反应传感器处于激活状态，并且在所有患者中观察到足够的心率反应。Nanostim 在中期随访期间表现出稳定的性能和安全的结果。

LEADLESS 临床研究回顾性评估了 Nanostim 至少 3 年随访的安全性和有效性[17]。共纳入 33 例患者［平均年龄（77±8）岁］，其中 31 例接受了无导线心脏起搏器，两名患者无法植入（一名手术终止，另一名手术被更换为 ICD 植入）。随访 3 年，31 例患者中有 23 例（74%）植入无导线心脏起搏器的患者存活。随访 40 个月，89.9%（95%CI，79.5~100）的患者无严重不良事件，33 例患者中 3 例发生设备相关并发症，其中 2 例为手术相关的严重不良事件，1 例穿孔导致填塞，另 1 例由于卵圆孔未闭误将无导线心脏起搏器植入左心室，但最终成功回收并将新装置植入右心室。随访 37 个月时，报告了第 3 例并发症，由于电池故障导致通信和起搏功能丧失，最终成功移除并更换了一个新的无导线心脏起搏器。研究还证明了植入 35 个月后，无导线心脏起搏器的电参数仍是合适的[17]。

LEADLESS Ⅱ 研究（ClinicalTrials.gov 编号，NCT02030418）是一项上市前、非随机、前瞻性、多中心研究，对 526 例植入 Nanostim 无导线心脏起搏器的患者进行了 6 个月的安全性和有效性的随访研究[18]。主要疗效终点是实现治疗起搏阈值≤2.0 V，0.4 ms；适当的感知幅度 R 波≥5.0 mV，或大于等于植入时的数值。主要安全性终点是 6 个月内没有发生与设备相关的严重的不良事件。在总队列 526 名患者中，有 504 名患者（95.8%）成功植入了无导线心脏起搏器。主要队列中的 300 名患者中有 270 名达到了主要疗效终点（90.0%；95%CI，86.0~93.2；P=0.007）；有 280 名达到了主要安全性终点（93.3％；95％CI，89.9～95.9；*P*<0.001）。随访 6 个月时，6.7％的患者观察到与设备相关的严重不良事件，包括装置移位（1.7％）、心脏穿孔（1.3％）与起搏阈值升高需要经皮取出和更换设备（1.3％）。该无导线心脏起搏器满足大多数患者预先指定的起搏和传感要求。

Nanostim 无导线心脏起搏器和传统心脏起搏器的短期和中期并发症的比较研究共纳入 718 名植入 Nanostim 的患者和 1436 例植入传统心脏起搏器的患者，进行回顾性分析比较（数据来自 Truven Health Market Scan 数据库）[19]。结果显示与植入传统心脏起搏器的患者相比，植入 Nanostim 的患者并发症发生率低（HR，0.44；95％CI，0.32～0.60；*P*<0.001），包括短期并发症（5.8 vs 9.4；*P*=0.01），中期并发症（0.56 vs 4.9；*P*<0.001）。其中，无导线心脏起搏器组无导线相关、囊袋相关和感染并发症；有相似的血管事件（1.11 vs 0.42；*P*=0.085）、器械移位（0.97 vs 1.39；*P*=0.54）和发生器并发症（0.70 vs 0.28；*P*=0.17）；但心包积液的发生率高（1.53 vs 0.35；*P*=0.005）。综上，无导线心脏起搏器组患者发生短期和中期并发症较少，但是心包积液发生率高，虽然不常见但是情况较为严重。

2016 年 10 月，Nanostim 设备所属公司发布了关于电池过早耗尽的警告并立即呼吁全球停止 Nanostim 植入[20]。在德国进行了一项前瞻性、观察性、单中心研究，主要入选的患者为在研究早期（至 2014 年 4 月）植入 Nanostim 和研究晚期（自 2015 年 12 月起及以后）植入 Nanostim 的患者。该队列包括 14 例患者［平均年龄（77±9）岁，57％为男性］，平均随访（29.5±11.5）个月，其中 9 例是"研究早期"的患者，5 例为"研究晚期"的患者。从末次随访数据来看，8 例（57％）患者有永久性房颤合并完全性房室传导阻滞，其中 3 例患者依赖于起搏器，5 例患者出现规律的逃逸节律，平均心率为（37±2）次/min。近乎一半的患者（6 例，43％）有电池故障的迹象，均为"早期植入"患者。采用 Kaplan-Meier 分析方法，从植入到起搏器功能丧失的平均时间为 39.0 个月（95％CI，35.4～42.7）。在检测到电池故障前的最后一次随访中，所有患者的设备参数均在正常范围内（100％）。电池故障事件的分析表明，Nanostim设备中单氟化锂电池中电解质减少，导致电池内部电阻高影响供电，设备功能丧失。虽然2016年的一份报告显示[21]，Nanostim电池故障的全球发生率仅为2.4％，但德国的这项研究可能由于观察时间较长，出现电池故障的发生率要高得多。Nanostim起搏系统的长期植入，超过40％的设备在3年后完全失效。因此，德国的研究数据为Nanostim电池耗竭的发生率提供了更为现实的图景（表3-2）。

表3-2 无导线心脏起搏器 Nanostim 研究

研究/作者/发表年	发表杂志	研究设计	研究人群	植入心脏起搏器的患者总数	成功植入无导线心脏起搏器的患者数	随访时间/月	主要并发症个数
LEADLESS 观察性研究 Sperzel 2018	*Europace*	前瞻性单组多中心	无导线心脏起搏器植入患者	467	451	6	18（随访观察人数为300名）
LEADLESS 研究回顾性分析1 Knops 2015	*Journal of the American College of Cardiology*	回顾性单组多中心	无导线心脏起搏器植入患者	33	31	12	2
LEADLESS 研究回顾性分析2 Tjong 2018	*Circulation*	回顾性单组多中心	无导线心脏起搏器植入患者	33	31	40	3
LEADLESS Ⅱ研究 Reddy 2015	*New England Journal of Medicine*	非随机前瞻性多中心	无导线心脏起搏器植入患者	300	289	6	20
Nanostim无导线心脏起搏器和传统心脏起搏器治疗的短期和中期并发症的比较研究 Cantillon 2018	*Heart Rhythm*	前瞻性双组多中心	植入Nanostim与传统心脏起搏器1∶2	718/1436	—	1	42

研究/作者/发表年	发表杂志	研究设计	研究人群	植入心脏起搏器的患者总数	成功植入无导线心脏起搏器的患者数	随访时间/月	主要并发症个数
德国单中心研究 Richter 2018	*Circulation*	前瞻性观察性单中心	无导线心脏起搏器植入患者	14	14	29.5±11.5	6（电池故障）

　　首批两种无导线心脏起搏器系统已经证明了其可行性和其初步承诺的有效性和安全性，但是目前尚无无导线心脏起搏系统长期临床试验数据来确定其长期可靠性。随着无导线心脏起搏器在设备技术和医生操作经验方面的成熟，与手术相关的并发症可能会减少。

　　无导线心脏起搏器虽然目前尚存不足，但是其临床应用前景广阔，代表着未来心脏起搏的发展方向。为了弥补现有无导线心脏起搏器仅有单腔 VVI 起搏模式的缺陷及进一步探索双腔无导线心脏起搏器的可能性，研究人员开展了 MASS、MASS Ⅱ 和 MARVEL 3 项临床研究，以评估创新性的房室同步算法在 Micra 设备中运行的可行性。目前，全球首个双腔无导线心脏起搏器 Micra AV 已于 2020 年获 FDA 批准，关于其安全性及有效性的临床试验在进一步开展中。Micra AV 为 VDD 起搏模式的双腔起搏器，可通过检测心房收缩产生的血流和震动来感知跟踪心房活动，同步心室起搏，保持房室收缩同步性。房室同步起搏更好地模拟了心脏的生理性传导，是符合人体生理需求的起搏模式。此外，与其他心脏节律管理设备联合使用的无导线心脏起搏器正在探索及开发中。来自 Boston Scientific 的无导线心脏起搏器 EMPOWER 与皮下植入式除颤器系统 Emblem 联合使用，意在同时提供心动过缓起搏支持和抗心动过速的无导线心脏起搏器。无导线起搏和心律转复除颤器的结合，能够取长补短，无导线起搏弥补了后者不能有效持续起搏的缺憾，也为皮下植入式除颤器的推广应用开拓了进一步的空间。由 EBR Systems（Sunnyvale，CA，USA）开发的无线心脏刺激系统（WiCS-LV）通过右心室起搏产生的超声波能量触发左心室同步起搏。WiCS-LV 系统可以联合右心室起搏器用于心脏再同步治疗。总之，随着医学科学的进步，相信无导线心脏起搏器这一划时代的技术产品将为更多的患者带来获益，我们期待着相关技术的进一步发展及其临床试验的开展和结果的公布。

参考文献

[1] KIRKFELDT R E，JOHANSEN J B，NOHR E A，et al. Complications after cardiac implantable electronic device implantations：an analysis of a complete，nationwide cohort in Denmark ［J］. Eur Heart J，2014，35 (18)：1186 - 1194.

[2] UDO E O，ZUITHOFF N P A，VAN HEMEL N M，et al. Incidence and predictors of short-and long-term complications in pacemaker therapy：the FOLLOWPACE study ［J］. Heart Rhythm，2012，9 (5)：728 - 735.

[3] KIRKFELDT R E，JOHANSEN J B，NOHR E A，et al. Pneumothorax in cardiac pacing：a population-based cohort study of 28 860 Danish patients ［J］. Europace，2012，14 (8)：1132 - 1138.

[4] KIVINIEMI M S，PIRNES M A，Eränen H J，et al. Complications related to permanent pacemaker therapy ［J］. Pacing Clin Electrophysiol，1999，22 (5)：711 - 720.

[5] ELLENBOGEN K A，HELLKAMP A S，WILKOFF B L，et al. Complications arising after implantation of DDD pacemakers：the MOST experience ［J］. Am J Cardiol，2003，92 (6)：740 - 741.

[6] BRUNNER M P，CRONIN E M，WAZNI O，et al. Outcomes of patients requiring emergent surgical or endovascular intervention for catastrophic complications during transvenous lead extraction ［J］. Heart Rhythm，2014，11 (3)：419 - 425.

[7] TARAKJI K G，WAZNI O M，HARB S，et al. Risk factors for 1-year mortality among patients with cardiac implantable electronic device infection undergoing trans-

venous lead extraction：the impact of the infection type and the presence of vegetation on survival．［J］．Europace，2014，16（10）：1490－1495．

［8］ESSEBAG V，VERMA A，HEALEY J S，et al. Clinically significant pocket hematoma increases long-term risk of device infection：bruise control infection study［J］．J Am Coll Cardiol，2016，67（11）：1300－1308．

［9］LEKKERKERKER J C，VAN NIEUWKOOP C，TRINES S A，et al. Risk factors and time delay associated with cardiac device infections：leiden device registry［J］．Heart，2009，95（9）：715－720．

［10］WHERRY K，STROMBERG K，HINNENTHAL J A，et al. Using medicare claims to identify acute clinical events following implantation of leadless pacemakers ［J］．Pragmat Obs Res，2020，11：19－26．

［11］REYNOLDS D，DURAY G Z，OMAR R，et al. A leadless intracardiac transcatheter pacing system［J］．New England Journal of Medicine，2016，374（6）：533－541．

［12］ROBERTS P R，CLEMENTY N，AL SAMADI F，et al. A leadless pacemaker in the real-world setting：the Micra transcatheter pacing system post-approval registry ［J］．Heart Rhythm，2017，14（9）：1375－1379．

［13］EL-CHAMI M F，AL-SAMADI F，CLEMENTY N，et al. Updated performance of the Micra transcatheter pacemaker in the real-world setting：a comparison to the investigational study and a transvenous historical control［J］．Heart Rhythm，2018，15（12）：1800－1807．

［14］EL-CHAMI M F，BOCKSTEDT L，LONGACRE C，et al. Leadless vs. transvenous single-chamber ventricular pacing in the Micra CED study：2-year follow-up ［J］．European Heart Journal，2021，01：1－9．

［15］SPERZEL J，DEFAYE P，DELNOY P-P，et al. Primary safety results from the LEADLESS observational study［J］．Europace，2018，20（9）：1491－1497．

［16］KNOPS R E，TJONG FVY，NEUZIL P，et al. Chronic performance of a leadless cardiac pacemaker：1-year follow-up of the LEADLESS trial［J］．Journal of the A-

无导线心脏起搏器——技术要点与实战攻略

merican College of Cardiology，2015，65（15）：1497 - 1504.

［17］ TJONG F V Y，KNOPS R E，NEUZIL P，et al. Midterm safety and performance of a leadless cardiac pacemaker：3-year follow-up to the LEADLESS Trial（Nanostim Safety and Performance Trial for a Leadless Cardiac Pacemaker System）［J］. Circulation，2018，137（6）：633 - 635.

［18］ REDDY V Y，EXNER D V，CANTILLON D J，et al. Percutaneous Implantation of an Entirely Intracardiac Leadless Pacemaker［J］. N Engl J Med，2015，373（12）：1125 - 1135.

［19］ CANTILLON D J，DUKKIPATI S R，EXNER D V，et al. Comparative study of acute and mid-term complications with leadless and transvenous cardiac pacemakers［J］. Heart Rhythm，2018，15（7）：1023 - 1030.

［20］ RICHTER S，DÖRING M，EBERT M，et al. Battery Malfunction of a Leadless Cardiac Pacemaker：Worrisome Single-Center Experience［J］. Circulation，2018，137（22）：2408 - 2410.

［21］ LAKKIREDDY D，KNOPS R，ATWATER B，et al. A worldwide experience of the management of battery failures and chronic device retrieval of the Nanostim leadless pacemaker［J］. Heart Rhythm，2017，14（12）：1756 - 1763.

（林秋珍　阳辉）

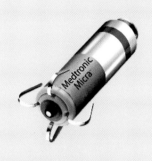

第四章

无导线心脏起搏器国际指南与共识解读

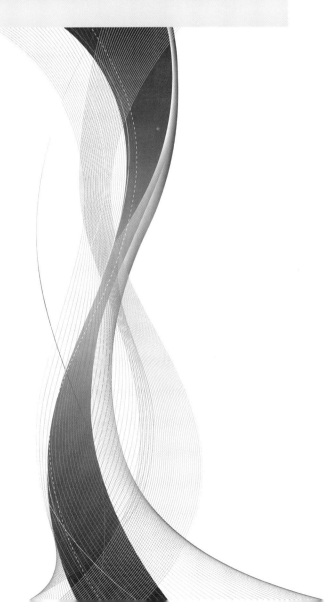

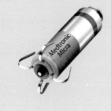

　　自 1958 年瑞典外科医生阿克·森宁（Ake Senning）为完全性房室传导阻滞患者阿恩·拉尔森（Arne Larson）植入了世界上首例埋藏式心脏起搏器以来，人工心脏起搏器挽救了无数患者的生命，目前全球每年约 60 万人接受了心脏起搏器的植入。但随着植入患者的不断增加，起搏器囊袋及导线植入相关的并发症也越来越受到重视。据统计，传统心脏起搏器电极相关并发症发生率为 2.4%～5.5%，囊袋相关并发症为 0.4%～4.8%，这些并发症给心脏起搏器患者带了很多痛苦甚至有生命危险。尽管传统心脏起搏器的有效性和安全性已得到多项研究证实，但是接受传统心脏起搏器植入的患者仍可发生包括电极断裂、电极绝缘层损坏和囊袋感染在内的多种并发症。近年来，无导线心脏起搏器因其无需导线和无需囊袋等优点受到了越来越多心脏电生理医生的关注。无导线心脏起搏器自 2013 年首次植入人体以来在国内外迅速得到推广。大样本研究已证实，对于具有 VVI 起搏适应证的患者，无导线心脏起搏器与传统心脏起搏器相比，30 d 的急性并发症或生存率差异无统计学意义，6 个月并发症的发生率降低 66%，12 个月并发症的发生率降低 63%，安全性优于传统心脏起搏器。其持续的电学参数的稳定性、3.0T 磁共振的兼容性和较长的寿命得到临床医生的普遍认可和接受。尤其对传统心脏起搏器并发症、感染风险大、解剖或血管异常、不需要频繁起搏的患者带来了福音。为了规范无导线心脏起搏器的应用，国际上多个学术组织的指南及专家共识均对无导线心脏起搏器进行了介绍和推荐[1-5]。

2017 年发布的法国专家共识是第一部系统介绍无导线心脏起搏器植入指征和植入中心要求的专家共识[1]。法国专家共识指出无导线心脏起搏器仅适用于 VVIR 起搏的患者，并认为既往有传统心脏起搏器电极断裂史以及接受化疗或者接受血液透析治疗的患者中发生电极相关并发症的风险较高，这一部分患者可以考虑使用无导线心脏起搏器。而对于具有心内膜炎或者败血症病史患者，若植入传统心脏起搏器，则发生囊袋感染的风险较高，因此，这部分患者也可考虑植入无导线心脏起搏器。此外，该专家共识提出，因无导线心脏起搏器可能引起心脏压塞、血管或者心脏撕裂以及心脏穿孔，所以选择植入无导线心脏起搏器的中心应具备进行心脏外科手术的资质。

虽然无导线心脏起搏器的技术发展迅速，但目前临床可用的无导线心脏起搏器大都仅能够进行心室感应和起搏。因此，无导线心脏起搏器的起搏模式仅限于 VVI 和 VVIR[2]。在患者仍有窦性心律的情况下，频繁的心室起搏可导致房颤和脑卒中发生率增加，同时，由于"起搏器综合征"以及运动减少，患者的生活质量明显下降[6,7]。因此，2018 ACC/AHA/HRS 心动过缓和传导阻滞指南仅推荐在房室传导阻滞或者病态窦房结综合征且预计心室起搏比例较低的患者中采用 VVI（R）起搏模式的起搏器进行治疗。对于 VVI（R）起搏器的选择，可由电生理医生和患者共同决策，采用传统单腔起搏器或者无导线心脏起搏器。而对于症状性窦房结功能障碍的患者，若患者预期寿命小于 1 年，2018 ACC/AHA/HRS 心动过缓和传导阻滞指南认为可以考虑植入无导线心脏起搏器[4]。因为在这部分患者中，单腔起搏器可能会带来更好的风险效益比，而双腔起搏器因额外的电极植入可能会使并发症风险增高，使患者的风险效益比降低。

2020 年发布的奥地利专家共识[5]是第一部详细阐述无导线心脏起搏器适应证和禁忌证的专家共识。此部专家共识将推荐患者分为 4 个等级：第一级，明显受益于无导线心脏起搏器而非传统心脏起搏器；第二级，无导线心脏起搏器比传统心脏起搏器获益更多；第三级，综合考虑各种因素后可推荐采用无导线心脏起搏器；第四级，不推荐无导线心脏起搏器。

与传统心脏起搏器相比，无导线心脏起搏器最大的优势在于其可以明显降低感染风险。因此，共识推荐既往有心脏植入器械感染史且不需要植入CRT或者ICD的患者优先考虑无导线心脏起搏器（第一级推荐）。而在具有两个或两个以上感染危险因素（包括糖尿病、肾功能不全或慢性血液透析、长期使用皮质类固醇、复发性全身感染或免疫抑制治疗）的患者中，无导线心脏起搏器比传统心脏起搏器获益更多（第二级推荐）。

因为目前的无导线心脏起搏器仅具有VVI模式，不能进行双腔起搏，所以奥地利专家共识推荐在伴有永久性房颤和房室传导阻滞或缓慢心室率的患者中优先使用无导线心脏起搏器（第一级推荐）。当患者出现一过性窦性停搏或房室传导阻滞时，若其预期的心室起搏比率很低（低于1%～5%的搏动）时，植入无导线心脏起搏器比传统心脏起搏器获益更多。对于预计心室起搏比率较高（超过1%～5%的搏动）或者因窦性心动过缓或短暂性房室传导阻滞导致反复晕厥的患者，可以在综合考虑患者意愿的情况下，选择植入无导线心脏起搏器（第三级推荐）。

患者的临床合并症也是电生理医生在考虑选择起搏器时关注的内容。对于锁骨下静脉植入困难、既往囊袋感染或者可能出现三尖瓣功能障碍的患者优先植入无导线心脏起搏器（第一级推荐）。与之相反的是，在病态窦房结综合征、血管迷走性晕厥或房室传导阻滞伴一过性或永久性心动过缓的患者中，应尽量植入经静脉双腔起搏器。在运动量较少的仍有窦性心律的患者中，无导线心脏起搏器或者经静脉双腔起搏器均可考虑（第三级推荐）。因为这一部分患者可安全地接受无导线心脏起搏器植入，同时，单腔起搏模式并不会增加这部分患者的死亡率，也不会引起临床症状[8]。

此外，还有一些临床合并症会影响使用无导线心脏起搏器或传统双腔起搏器的临床决策。奥地利专家共识明确指出，在植入机械三尖瓣的患者中禁止植入无导线心脏起搏器。因为起搏装置或者递送系统可能钩挂在机械瓣膜上，同时，瓣膜可能在植入过程中受损。在双侧锁骨下静脉阻塞或上腔静脉综合征患者，或患者患有先天性心脏病，右心室仅可通过股静脉和下腔静脉到达时，应考虑使用无导线心脏起搏器（第二级推荐）。此外，与传统心脏起搏器或者心外膜起搏系统不同的是，在既往有严重起搏系统感染、三尖瓣功能障碍、三尖瓣重建术后或者三尖瓣生物瓣膜置换术后的患者中，无导线心脏起搏器优于传统心脏起搏器（第一级推荐）。因为这部分患者易于发生反复感染，且易于出现三尖瓣功能障碍或者三尖瓣功能不全加重。在预期传统心脏起搏器并发症发生风险较高的患者［血液透析、进展期肺部疾病、体重指数（BMI）很低或者很虚弱］中，也可优先考虑使用无导线心脏起搏器（第一级推荐）。因为回顾性研究发现，在这类患者中，接受无导线心脏起搏器植入的患者并发症发生风险较低。[9,10]

根据近期的回顾性研究和起搏器电池测量数据，无导线心脏起搏器的寿命为 7～10 年[11]。因此，目前存在两种观点，第一种观点是，在电池耗竭后，无导线心脏起搏器可被取出，之后再植入新的无导线心脏起搏器或者传统双腔起搏器[12]；第二种观点是，可在前一个无导线心脏起搏器附近再植入一个新的无导线心脏起搏器[13]。目前，植入的无导线心脏起搏器出现电池耗竭后应采取何种策略有待进一步讨论探究。因为无导线心脏起搏器的益处可能被取出过程的并发症风险抵消，且植入的无导线心脏起搏器可能干扰其他心内器械的使用，所以奥地利专家共识不推荐在儿童或者低于 20 岁的青少年中使用无导线心脏起搏器。因为目前人均寿命为 75 岁，而无导线心脏起搏器的预期使用寿命为 10 年，在低于 65 岁的患者中，可能需要植入 2 个或者更多的无导线心脏起搏器。无导线心脏起搏器的终末管理仍存在很多不确定性，因此，在低于 65 岁的患者中，仍应优先考虑传统心脏起搏器。然而，在需要进行某些运动（高尔夫球或者潜水）的患者中，因为无导线心脏起搏器并发风险较低，应优先考虑使用无导线心脏起搏器[14,15]。然而，选择植入何种起搏系统应根据每一个患者的意愿，并充分考虑可能的风险与获益后再进行决策。

奥地利专家共识指出，在具有起搏器植入指征的患者中，若患者预期有较高的起搏比例、心力衰竭或者左心功能受损（LVEF<35%）时，应考虑经静脉双心室起搏器。在这些患者中，双心室起搏可达到心脏再同步化治疗的目的。在这些患者中，仅当患者出现不可能通过锁骨下静脉到达右心室或者冠状窦时，才可考虑无导线心脏起搏器。此外，波兰专家共识[3]补充到，在可能接受放射治疗的肿瘤患者中，为防止植入器械限制相应疗法的使用，应考虑使用无导线心脏起搏器代替传统双腔或者单腔起搏器。

无导线心脏起搏器临床大规模使用时间较短，与传统 DDD 起搏器相比功能简单，也存在以下劣势或不足：①由于目前临床以单腔功能的无导线心脏起搏器为主，因而在预计植入后心室起搏比例较高且已经合并心脏结构改变，尤其是心功能不全的患者中，选择无导线心脏起搏器需要慎重，这种情况下可能不利于患者的心功能。②在股静脉内径不足以植入 27 F 血管鞘的儿童患者以及在双侧股静脉血管畸形的患者中，虽然可以选择颈内静脉植入，但是存在操作困难、术后颈内静脉压迫止血困难，可能需要血管缝合等不便因素，此类患者选择无导线心脏起搏器应该慎重。③目前无导线心脏起搏器相比传统心脏起搏器而言价格昂贵，给患者带来的经济负担较重。④虽然发生率很低，但是在植入过程中仍有心脏穿孔和心脏压塞的风险，需要在植入时尽量避免选择在薄弱的右心室前壁和下壁植入。

总之，由于目前缺乏无导线心脏起搏器的长期使用经验和大规模临床试验或者注册研究的结果，临床医生在考虑植入无导线心脏起搏器时，应充分考虑其潜在的获益和可能出现的风险，并与起搏器植入团队以及患者本人进行充分的讨论与交流。现将无导线心脏起搏器植入指征和禁忌证总结如表 4-1。

表 4-1　国际指南与共识对无导线心脏起搏器使用的推荐与建议总结

推荐级别	建　议
推荐	1. 适用于 VVI（R）或 VVD（R）的患者，在充分考虑风险与获益后，可采用无导线心脏起搏器替代传统单腔起搏器。 2. 永久性房颤伴房室传导阻滞或者慢心室率的患者，推荐使用无导线心脏起搏器。
可以考虑	1. 无上肢静脉入路或者通过上肢静脉植入困难的患者，可以考虑无导线心脏起搏器。 2. 暂时性窦房结功能障碍或者房室传导阻滞的患者，若预期心室起搏比例低于 1%～5%，可以考虑无导线心脏起搏器。 3. 存在较高的电极或者囊袋相关并发症风险的患者（电极断裂史、接受化疗、接受血液透析或既往囊袋感染史），可以考虑无导线心脏起搏器。 4. 严重的三尖瓣反流、三尖瓣修复术或者三尖瓣生物瓣膜置换术患者，可以考虑无导线心脏起搏器。 5. 可能接受放疗的肿瘤患者，可以考虑无导线心脏起搏器。 6. 症状性窦房结功能障碍的患者中，若患者预期寿命小于 1 年或窦房结功能障碍发作不频繁，可考虑无导线心脏起搏器。
禁用	1. 三尖瓣机械瓣置换患者禁用无导线心脏起搏器。 2. 心室起搏比例较高且有中至重度左室功能障碍（LVEF<35%）的患者，禁用无导线心脏起搏器。

　　基于无导线心脏起搏器的优势和缺点，目前通常建议下列患者选择植入无导线心脏起搏器：①有传统 VVI 起搏器适应证患者，包括心房颤动合并心动过缓，病态窦房结综合征或者阵发性高度房室传导阻滞、预计植入后起搏比例不高的患者。②传统心脏起搏器植入后发生囊袋和导线并发症的患者。③囊袋感染风险高的患者。④存在血管病变或者解剖畸形不宜植入传统心脏起搏器者。⑤患者因职业、年龄、心理等方面有特殊需求，对美观要求高者。⑥痴呆

患者。⑦血液透析患者、有气胸的风险或者不寻常的体态（例如后凸畸形）。

　　无导线心脏起搏器虽然目前尚存不足，但是其代表着未来心脏起搏的发展方向。具备房室同步功能的双腔无导线心脏起搏器 Micra AV 已于 2020 年 1 月获得了 FDA 的正式批准而用于临床实践，其通过三轴加速度传感器感知心房收缩并同步起搏心室，从而实现房室同步性 VDD 起搏[15]。未来的双腔无导线心脏起搏器，与其他心脏节律管理设备联合使用的无导线心脏起搏器的探索与发展或可使更多患者获益。

参考文献

［1］ DEFAYE P，KLUG D，ANSELME F，et al. Recommendations for the implantation of leadless pacemakers from the French Working Group on Cardiac Pacing and Electrophysiology of the French Society of Cardiology ［J］. Archives of cardiovascular diseases，2018，111（1）：53 - 58.

［2］ GLIKSON M，NIELSEN J C，KRONBORG M B，et al. 2021 ESC Guidelines on cardiac pacing and cardiac resynchronization therapy ［J］. European heart journal，2021，42（35）：3427 - 3520.

［3］ KEMPA M，MITKOWSKI P，KOWALSKI O，et al. Expert opinion of a Working Group on Leadless Pacing appointed by the National Consultant in Cardiology and the Board of the Heart Rhythm Section of the Polish Cardiac Society ［J］. Kardiologia polska，2021，79（5）：604 - 608.

［4］ KUSUMOTO FM，SCHOENFELD M H，BARRETT C，et al. 2018 ACC/AHA/HRS guideline on the evaluation and management of patients with bradycardia and cardiac conduction delay：a report of the American College of Cardiology/American Heart Association Task Force on Clinical Practice Guidelines and the Heart Rhythm Society ［J］. Circulation，2019，140（8）：e382 - e482.

［5］ STEINWENDER C，LERCHER P，SCHUKRO C，et al. State of the art：leadless ventricular pacing ：a national expert consensus of the Austrian Society of Cardiology ［J］. Journal of interventional cardiac electrophysiology ：an international journal of arrhythmias and pacing，2020，57（1）：27 - 37.

［6］ NIELSEN J C，THOMSEN P E，HØJBERG S，et al. A comparison of single-lead atrial pacing with dual-chamber pacing in sick sinus syndrome ［J］. European heart journal，2011，32（6）：686 - 696.

［7］ LAMAS G A，LEE K L，SWEENEY M O，et al. Ventricular pacing or dual-chamber pacing for sinus-node dysfunction ［J］. The New England journal of medicine，2002，346（24）：1854 - 1862.

［8］ LAMAS G A，ORAV EJ，STAMBLER B S，et al. Quality of life and clinical outcomes in elderly patients treated with ventricular pacing as compared with dual-chamber pacing. Pacemaker Selection in the Elderly Investigators ［J］. The New England journal of medicine，1998，338（16）：1097 - 1104.

［9］ DURAY G Z，RITTER P，EL-CHAMI M，et al. Long-term performance of a transcatheter pacing system：12-month results from the Micra transcatheter pacing study ［J］. Heart rhythm，2017，14（5）：702 - 709.

［10］ TJONG F V Y，KNOPS R E，UDO E O，et al. Leadless pacemaker versus transvenous single-chamber pacemaker therapy：a propensity score-matched analysis ［J］. Heart rhythm，2018，15（9）：1387 - 1393.

［11］ CHINITZ L，RITTER P，KHELAE S K，et al. Accelerometer-based atrioventricular synchronous pacing with a ventricular leadless pacemaker：results from the Micra atrioventricular feasibility studies ［J］. Heart rhythm，2018，15（9）：1363 - 1371.

［12］ KARIM S，ABDELMESSIH M，MARIEB M，et al. Extraction of a Micra transcatheter pacing system：first-in-human experience ［J］. Heartrhythm case reports，

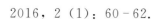

2016，2（1）：60－62.

[13] OMDAHL P，EGGEN M D，BONNER M D，et al. Right ventricular anatomy can accommodate multiple Micra transcatheter pacemakers ［J］. Pacing and clinical electrophysiology：PACE，2016，39（4）：393－397.

[14] HARTIG F，KÖHLER A，STÜHLINGER M. Carotid sinus syndrome：a case report of an unusual presentation of cardiac arrest while diving ［J］. European heart journal case reports，2018，2（4）：128.

[15] KLUG D，BALDE M，PAVIN D，et al. Risk factors related to infections of implanted pacemakers and cardioverter-defibrillators：results of a large prospective study ［J］. Circulation，2007，116（12）：1349－1355.

（马应旭　李旭平）

无导线心脏起搏器——技术要点与实战攻略

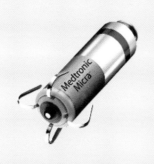

第五章
无导线心脏起搏器植入流程与操作要领

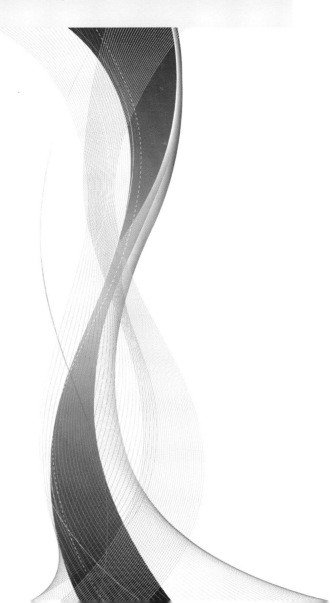

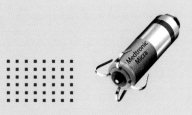

第一节　植入前准备

无导线心脏起搏器（特指目前国内普遍使用的 Micra TPS）适用于传统 VVI 起搏器适应证患者（包括心房颤动合并心动过缓、病态窦房结综合征或者阵发性高度房室传导阻滞，预计植入后起搏比例不高的患者）；传统心脏起搏器植入后发生囊袋和导线并发症的患者，囊袋感染风险高的患者；存在血管病变或者解剖畸形不宜植入传统心脏起搏器者；患者因职业、年龄、心理等方面有特殊要求，对美观要求高者。

一、术前准备

植入手术通常经右侧股静脉入路，但是术中有可能调整为左侧植入，因此术前需要准备好双侧腹股沟区域的备皮与消毒。对于存在三度房室传导阻滞或完全性左束支传导阻滞的患者，应考虑临时起搏电极的置入。考虑患者的具体情况，选择腹股沟区局部麻醉或全身麻醉。患者的围手术期护理可见第六章。

二、器械及用物的准备

1. 无导线心脏起搏器 Micra 及其术前预程控　Micra MC1VR01 型经导管起搏系统，包括传送鞘管（Introducer system）和递送系统（Delivery System），如图 5-1、图 5-2、图 5-3 所示。系统还需配备美敦力（Medtronic）程控仪并安装 SW022 型软件应用，在打开器械消毒包装前应进行预程控，以便让器械寿命的预估更加准确。预程控包括以下步骤：

（1）查询器械并查看初始查询报告，确认电池电压在室温下大于 3.0 V。

（2）预程控 Micra 从"Off"模式到"VVI"模式。

（3）选择参数 ＞ 数据收集设置 ＞ 器械日期/时间……为器械设置时间和日期。

（4）将起搏参数程控为适合患者的数值。

（5）将程控调回"Off"模式，结束并清除数据，准备植入。

2. 辅助无导线心脏起搏器 Micra 植入的器械与用物

（1）每次植入均应准备的：消融托盘套件、大号盐水碗、手术刀、三通阀、多个 50 mL 注射器、缝线、股静脉穿刺器械（或经皮介入套件）、超硬导丝（0.89 mm×180 cm 或者更长）、延长管（用于连接递送系统的冲洗阀门）、备用的普通单腔起搏器或 Micra 传送鞘管、体外除颤器。

（2）扩张鞘管：8-French（F），12 F，18 F，20 F/21 F/22 F（可选）。

（3）药物：2500～5000 U 静脉用肝素，肝素盐水输液袋，造影剂。

（4）紧急备用材料：心包穿刺工具包，超声与无菌套，临时起搏器导线和临时起搏器，与 Micra 递送系统匹配的圈套器（外径不超过 3 F，约长 175 cm）。

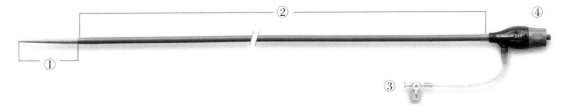

①锥形内扩张管；②传送鞘管主体部分；③三通阀；④止血阀

图 5-1　无导线心脏起搏器 Micra 传送鞘管

Micra 传送鞘管为独立包装。传送鞘管通过股静脉到达右心房并帮助 Micra 递送系统进入循环系统。传送鞘管长 56 cm，内径 23 F/外径 27 F，具备止血阀、三通阀。鞘管外覆亲水涂层。锥形内扩张管头端有硅油涂层。

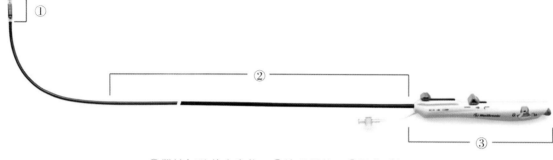

①器械杯及其内容物；②输送导管；③操作手柄

图 5 - 2　无导线心脏起搏器 Micra 递送系统

Micra 递送系统内包含 Micra 无导线心脏起搏器。递送系统由传送鞘管引导至右心房之后，穿过三尖瓣到达右心室释放 Micra 无导线心脏起搏器。递送系统主要包括操作手柄、输送导管以及头端的器械杯（内含 Micra 无导线心脏起搏器）3 部分。

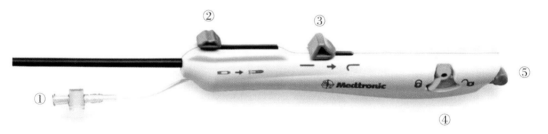

①冲洗口；②展开按钮；③调弯按钮；④拴绳固定按钮；⑤拴绳固定鞘

图 5 - 3　无导线心脏起搏器 Micra 递送系统操作手柄

Micra 递送系统的操作手柄包括冲洗口、展开按钮、调弯按钮、拴绳固定按钮及拴绳固定鞘等。

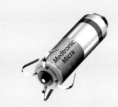

第二节　植入过程

一、建立血管通路[1]

1. 穿刺股静脉　定位和穿刺右侧股静脉以建立血管入路。穿刺过程中为防止损伤邻近的股动脉及其分支，可以在超声辅助引导下进行股静脉穿刺。

2. 放置导丝　在股静脉穿刺完成后，放置并引导超硬导丝至右心房。

3. 扩张穿刺部位　为避免 27 F 的 Micra 传送鞘管钝性撕裂皮肤，需要在穿刺点切开宽度为 1.5～2 cm 的小口，并且预扩张穿刺部位，从较小直径的扩张鞘开始并逐步增大直径直至 Micra 传送鞘管进入。建议至少有 14～18 F 鞘管的扩张。可用小直径（6～8 F）的鞘管扩张后直接插入 14～18 F 扩张鞘，也可以逐步过渡到 18 F 扩张鞘。

4. 放置传送鞘管　预先用肝素盐水分别冲洗内扩张管和传送鞘管，并用湿的无菌纱布激活内扩张管及传送鞘管外覆盖的亲水涂层。沿导丝插入鞘管至右心房中部，需要在透视下观察内扩张管头端以确保它沿导丝前行并且不超过导丝的位置。

5. 移除导丝和内扩张管　导丝和内扩张管需要同时缓慢抽出，抽出过快时可能导致传送鞘管的止血阀关闭不全。抽出导丝和内扩张管的同时需要空的 50 mL 针管持续抽吸，以保证负压，导丝和内扩张管撤出后，要看到针筒的回血（最好有 35 mL 的回血）。另取 50 mL 肝素盐水入 50 mL 针筒内连接三通阀冲洗鞘管，并连接加压肝素盐水袋持续冲洗传送鞘管，冲洗速度为 2～5 mL/min 或 100～300 mL/h，防止传送鞘管内部血凝块的产生。

二、递送和释放起搏器

1. 冲洗递送系统　为了尽量降低气栓的风险，需要确保排出递送系统内的气体。将肝素盐水注射器与冲洗孔口相连接，冲洗递送系统，观察到液体从器械杯中持续流出；按下递送系统手柄上的展开按钮，将展开按钮向前滑动从而将器械拉回器械杯中。将 Micra 拉回器械杯之后锁定拴绳再次冲洗，确保器械杯被肝素盐水充满且无气泡。注意过程中切勿轻弹装置以赶走气泡，此举会损坏装置的速度传感器。

2. 进入右心房　手握器械杯将递送系统插入穿刺鞘管中，直到递送系统上的黑色外鞘到达传送鞘管的止血阀处。沿传送鞘管推动递送系统至右心房中部。接着回退传送鞘管约 2 个 Micra 的长度，从心房中回收至下腔静脉中。整个过程中持续冲洗。

3. 跨过三尖瓣　利用调弯按钮使递送系统形成一个弯曲段，并逆时针旋转递送系统手柄，引导递送系统穿过三尖瓣。调弯递送系统可使其保持一定的张力并且处于可控状态，从而防止其突然穿过三尖瓣时对三尖瓣及右心室造成损伤。

4. 进入右心室　调弯递送系统并顺时针旋转递送系统手柄，将递送系统引导至右心室合适的植入位置，建议植入至右心室中位间隔位置，高位间隔及靠心尖间隔位置也可接受，要避免植入心尖部和心室游离壁[2,3]。值得注意的是，植入部位太接近三尖瓣瓣环可能会加重术后的三尖瓣反流[4]。通过不同透视视角［左前斜位（left anterior oblique，LAO），右前斜位（right anterior oblique，RAO），前后位（anteroposterior，AP）］下给予稀释后造影剂（稀释比为 50∶50）以确认递送系统的位置。注意造影剂需要稀释后使用，造影剂未稀释或给予造影剂速度过快可能会将起搏器的固定翼冲出器械杯。给予造影剂之后需要再给予生理盐水冲洗递送系统内残余造影剂，方便继续观察器械的位置。当器械与右心室间隔贴壁时，整个递送系统会随着心脏的搏动而运动，此时可松开调弯按钮，并且不可再向前推送递送系统，以防心脏穿孔。

5. 释放器械　从递送系统手柄上取下拴绳固定鞘，解锁拴绳按钮。如果不将拴绳按钮解锁，则当在器械释放后回退递送系统时，器械可能发生移位。接着向前推送递送系统以使头端产生适当的压力并形成"鹅颈弯"。当头端压力不足时，会导致器械无法固定牢固并且电学参数不佳。形成"鹅颈弯"之后，以两步法释放：首先快速按下并回退一半展开按钮，使器械的固定翼快速释放并抓取心肌组织；接着缓慢回退递送系统释放尖端压力，然后继续向后滑动展开按钮，以完全释放器械。释放之后将递送系统回撤，使其不与器械继续相互作用。

三、电学参数测试和牵拉试验

1. 电学参数测试　释放器械后可在程控仪上进行初始电学参数测量，以便确定感知、电极阻抗和起搏阈值是否符合器械植入要求。研究结果表明植入时的阈值和阻抗是影响远期电学参数改变的重要因素[5,6]。测试之前需要确保递送系统与器械分离，否则可能会干扰测试结果。当电学参数不理想时，可先等待 5～10 min 观察是否有改善。

测试时将程控头放置在患者心脏上方，以建立器械和程控仪之间的遥测通信。

（1）将植入的器械从"器械 Off"模式程控为 VVI、VVIR 或 VOO 模式，以启动植入的器械。

（2）查看"即时心律监测仪"窗口上的患者心电图波形，评估节律的稳定性。

（3）选择"器械测量"，选择"感知测试"；选择"阻抗测试"；选择"阈值测试"。

（4）评估屏幕上显示的 R 波、阻抗和阈值的测试值是否可接受。

（5）推荐测试值：R 波≥5 mV，阻抗 400～1500 Ω，阈值：≤1.00 V。

2. 牵拉试验

（1）放大影像并聚焦于器械上。缓慢拉动递送系统尾部的拴绳，感受到拴绳传递的心脏搏动后，再轻柔地回拉，同时踩下电影（建议为 15 帧/s），记录 2～3 个完整心跳时间的影像。观察电影检查器械固定翼在心脏组织内的固定情况。若固定翼固定牢固，可观察到固定翼呈现展开的状态（图 5-4）。需要保证 4 个器械固定翼中的 2 个或更多在心脏组织内固定牢固，否则需要重新定位器械。

（2）如果牵拉测试表明此器械已固定好，可在程控仪上再次进行电学参数测量，以便确定感知、电极阻抗和起搏阈值是否符合器械植入要求。

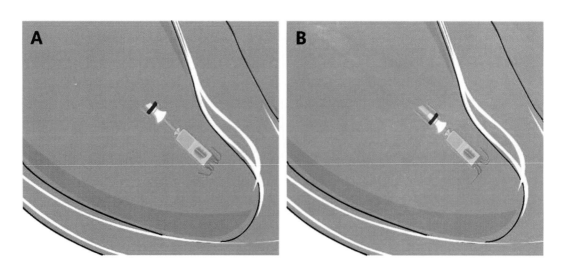

图 5-4　牵拉测试示意图

牵拉测试给予器械一定的拉力时，可见图 5-4B 中 4 个器械固定翼中的 3 个呈展开的状态，说明这 3 个固定翼已固定于心肌组织内，固定良好。

四、再次定位

若牵拉试验结果不满意或电学参数结果不满意,可将器械回收后再次定位。

1. 器械回收 回拉拴绳的同时推进递送系统,使递送系统与器械靠近。调整位置,使回收锥与器械尾部贴合,且递送系统与器械同轴(图5-5)。回收过程中牵拉拴绳时应注意轻柔操作,避免当递送系统器械杯与拴绳角度过小时器械杯边缘对拴绳的切割作用[7]。当同轴困难时,可回退递送系统到右房,再进行尝试。注意当回收锥仍在器械杯外面时,不得调弯递送系统。当递送系统与器械同轴之后,锁定拴绳,向前推进手柄上的展开按钮以将器械回收进器械杯。

2. 再次定位并植入器械。

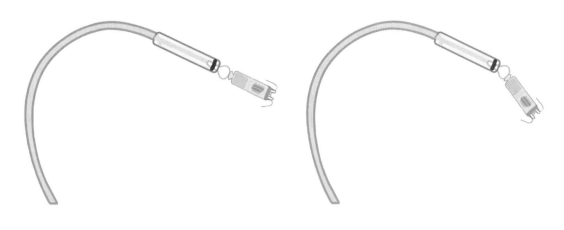

图5-5 器械回收过程示意图

左图显示递送系统与器械同轴,右图为未同轴。

五、移除系统并关闭伤口

若根据牵拉测试结果、肌电图波形和电学参数测量结果断定器械牢固程度已经足够，可移除系统并关闭伤口。

（1）拉紧拴绳，向前推进递送系统以靠近器械。

（2）移除递送系统前，继续利用肝素盐水充分冲洗递送系统以清除连线上的血凝块，递送系统头端和尾端都需要冲洗。冲洗递送系统时，轻轻往复牵拉拴绳以确保无阻碍。

（3）一面查看透视图像，一面剪断拴绳阻力更大的一端。在影像下缓慢回收拴绳。注意剪断拴绳后，不得冲洗递送系统，否则可能导致拴绳打结，无法取出[8]。

（4）从传送鞘管内移除递送系统。此时可再次查看电学参数是否满意。

（5）从股静脉内移除传送鞘管。

（6）在静脉入口部位加压止血并缝合关闭伤口，常用 8 字形缝合法[9]。术后 5～7 d 之后可拆线。

植入流程见图 5-6。

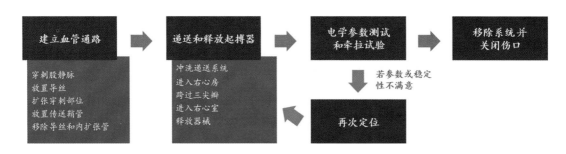

图 5-6　植入流程示意图

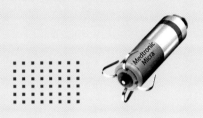

第三节　植入后评估

植入成功标准如下：

1. 确保电学参数在正常范围内以保证良好的电池寿命（感知 R 波 ≥ 5 mV，阻抗 400～1500 Ω，阈值 ≤ 1.00 V）。

2. 至少观察到 2 个固定翼固定于心肌。

如果 3～5 次释放后，依然无法获得良好的电学参数：

（1）确保释放器械时，给予头端足够的压力。

（2）注射造影剂，影像下观察器械杯是否对着心肌壁。

（3）移除递送系统，确认头端无血栓。

（4）考虑接受 R 波低于 2 mV。

（5）考虑接受较高的阈值（最高 3 V 或更多），这取决于患者起搏比例和电池寿命的需求。

如果释放超过 10 次后，仍然无法获得满意的植入位置或电学参数，考虑放弃 Micra 的植入并转为植入传统经静脉起搏器。

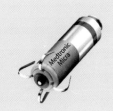

第四节　植入过程中的问题及处理

1. 血管迂曲或闭塞　如在放置导丝过程中遇到阻力，建议行股静脉血管造影，观察是否存在血管迂曲、血管闭塞，是否因疼痛导致血管痉挛，是否有下腔静脉滤器等情况。如存在血管迂曲，可采用较软的导丝先行通过迂曲血管，再用超硬导丝交换软导丝，或者用指引导管引导导丝的进入。如果血管条件不允许导丝及鞘管的进入，可更换对侧股静脉，甚至考虑其他静脉入路。回顾性研究显示，左侧的股静脉入路以及颈内静脉尽管植入经验较少，但也是可行的[10,11]。传送鞘管受阻时先确认传送鞘管的亲水涂层是否已被激活，是否在皮肤上做了合适大小的切口，是否进行了鞘管的逐步扩张，鞘管是否沿着导丝前行。可在充分的逐步扩张之后，继续旋转推进传送鞘管。

2. 无法跨过三尖瓣

（1）传送鞘管的位置不宜过高，应回退到下腔静脉的位置以充分暴露递送系统，确认递送系统可调弯部分在传送鞘管外。

（2）递送系统的位置不宜过高，建议从低位右心房开始尝试。

（3）确认器械完全在器械杯内，确认拴绳没有绷得过紧。

3．植入器械困难

（1）植入位置的确认：使用造影剂于右前斜位（RAO）30°和左前斜位（LAO）45°，观察器械所在的位置是否位于间隔且是否与心肌接触良好。避免植入在右心室下壁及游离壁。植入位置不理想或许会造成植入过程并发症的发生，如植入心尖部可能造成心脏穿孔事件。几项临床研究表明，植入右心室间隔部，特别是中位间隔是相对来说安全可靠的。中位间隔植入的起搏器有着较低的并发症发生率和合适的电学参数[12,13]。

（2）固定翼固定不牢：可回收后再次植入。植入时需要考虑植入前是否给予器械头端足够的压力（形成"鹅颈弯"），是否快速释放一半的器械以提供充分的张力。

4．电学参数不理想　首先可耐心等待，阈值通常在5～10 min后下降。若仍不理想，需考虑器械是否与心肌接触不良，可使用造影剂查看器械的位置及与心肌之间的距离。可考虑回收后再次植入。此外，需确认放置鞘管后是否静推肝素以防血栓的形成。研究表明起搏阈值≥2 V是植入术后一年起搏器起搏阈值升高的危险因素[6]。

5．移除拴绳困难

（1）确认是否在剪断拴绳前持续冲洗递送系统。回收过程如果受阻，可能是由于拴绳上存在血栓或装置之间存在高摩擦。

（2）需使递送系统尽可能靠近器械再拉动拴绳。如仍感到高阻力，可将回收锥靠近器械使其稳定后再拉动拴绳。

（3）注意剪断拴绳后不要冲洗系统，否则可使拴绳缠结。

6．器械回收困难

（1）需要确保递送系统和器械同轴，可在多个体位下观察是否同轴，示意图参见图5-5。

（2）若递送系统和器械同轴困难，可尝试回撤递送系统至心房，再通过拴绳向前推进以靠近器械。也可尝试更多地推进递送系统至心室，以心房为支撑以实现同轴。

（3）值得注意的是，当回收锥在器械杯外时，递送系统的可调弯部分在器械杯内，此时不可调弯递送系统以免损坏器械杯。

参考文献

［1］ EL-CHAMI MF，ROBERTS P R，KYPTA A，et al. How to implant a leadless pacemaker with a tine-based fixation ［J］. J Cardiovasc Electrophysiol，2016，27 （12）：1495-1501.

［2］ EL-CHAMI M F，AL-SAMADI F，CLEMENTY N，et al. Updated performance of the Micra transcatheter pacemaker in the real-world setting：a comparison to the investigational study and a transvenous historical control ［J］. Heart rhythm，2018，15 （12）：1800-1807.

［3］ REYNOLDS D，DURAY G Z，OMAR R，et al. A leadless intracardiac transcatheter pacing system ［J］. N Engl J Med，2016，374 （6）：533-541.

［4］ HAI J J，MAO Y，ZHEN Z，et al. Close proximity of leadless pacemaker to tricuspid annulus predicts worse tricuspid regurgitation following septal implantation ［J］. Circ Arrhythm Electrophysiol，2021，14 （5）：e009530.

［5］ TOLOSANA J M，GUASCH E，SAN-ANTONIO R，et al. Very high pacing thresholds during long-term follow-up predicted by a combination of implant pacing threshold and impedance in leadless transcatheter pacemakers ［J］. J Cardiovasc Electrophysiol，2020，31 （4）：868-874.

［6］ KIANI S，WALLACE K，STROMBERG K，et al. A predictive model for the long-term electrical performance of a leadless transcatheter pacemaker ［J］. JACC Clin Electrophysiol，2021，7 （4）：502-512.

［7］ TAM T K，JOSEPH-CHAN Y S，GARY CHAN C P，et al. Leadless pacemaker tether failure during recapture attempt leading to device embolization ［J］. Heart-Rhythm Case Rep，2019，5（5）：247－250.

［8］ CIPOLLETTA L，VOLPATO G，BIFFI M，et al. An indissoluble knot：an unex-pected troubleshooting during Micra implantation ［J］. Pacing Clin Electrophysiol，2019，42（6）：747－748.

［9］ KYPTA A，BLESSBERGER H，LICHTENAUER M，et al. Subcutaneous double "purse string suture" —a safe method for femoral vein access site closure after leadless pacemaker implantation ［J］. Pacing Clin Electrophysiol，2016，39（7）：675－679.

［10］ JELISEJEVAS J，BREITENSTEIN A，HOFER D，et al. Left femoral venous ac-cess for leadless pacemaker implantation：patient characteristics and outcomes ［J］. Europace，2021，23（9）：1456－1461.

［11］ SALEEM-TALIB S，VAN DRIEL V J，CHALDOUPI S M，et al. Leadless pa-cing：going for the jugular ［J］. Pacing Clin Electrophysiol，2019，42（4）：395－399.

［12］ GARWEG C，VANDENBERK B，FOULON S，et al. Leadless pacing with Micra TPS：a comparison between right ventricular outflow tract，mid-septal，and apical implant sites ［J］. J Cardiovasc Electrophysiol，2019，30（10）：2002－2011.

［13］ HAI J-J，FANG J，TAM C C，et al. Safety and feasibility of a midseptal implanta-tion technique of a leadless pacemaker ［J］. Heart Rhythm，2019，16（6）：896－902.

（黄韫颖　刘耀中　刘启明）

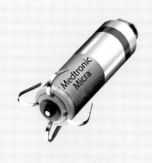

第六章
无导线心脏起搏器围手术期护理

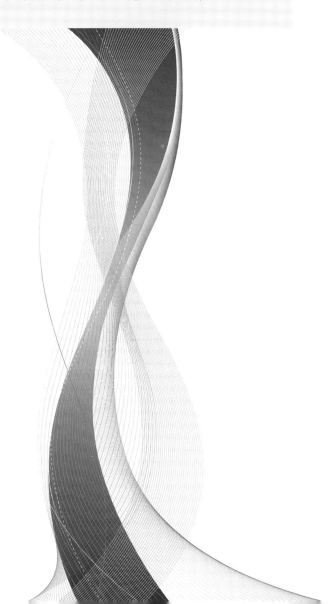

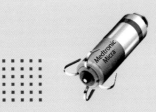

　　围手术期护理是保证无导线心脏起搏器手术成功、减少手术并发症以及处理手术并发症非常重要的手段之一。术前、术中和术后护理中需要充分体现人文关怀，践行以患者为中心的基本理念。

第一节　术前护理

　　1. 一般护理　密切观察患者生命体征，监测患者心脏功能。完善术前常规检查，如血、尿、便大常规，肝肾功能，心肌酶学及超声心动图等[1]，因术中需进行抗凝，故应密切关注患者凝血功能。记录患者心电图，记录 P 波及 QRS 波时限，准备急救药品及设备等[2]。

　　2. 手术备皮　嘱患者术前 1 天清洁全身皮肤，尤其腹股沟及会阴部皮肤。

　　3. 饮食　因手术为局部麻醉穿刺，一般不需禁食。为防止术中出现恶心、呕吐等迷走神经兴奋表现，及因卧床胃肠动力减弱而产生胀气等不适，应嘱患者术前禁食易产气食物，尽可能清淡饮食[1,3]。

　　4. 基础疾病控制　密切关注患者既往疾病，如糖尿病、手术外伤史等，给予相应处理。有研究对高龄三度房室传导阻滞患者使用异丙肾上腺素泵入提升心率治疗，取得了满意疗效[4]。

　　5. 人文关怀　术前应向患者解释手术风险，同时应安抚患者情绪，告知患者手术的大致步骤、解释手术的安全性和必要性，同时向他们介绍无导线心脏起搏器的特点、手术方法、使用期限和注意事项等，以求得患者配合，同时避免术中因紧张焦虑而出现不良反应[1]。

6. 无导线心脏起搏器植入器械准备　为保证无导线心脏起搏器顺利植入，及时对术中可能出现的紧急情况做出应对，应在术前备好无导线心脏起搏器植入准备用物（表6-1）。

表6-1　无导线起搏器植入准备用物一览表

一般用物准备	特殊用物准备
一次性介入手术包	心包穿刺包或6F PIG造影导管
起搏器植入器械包	超声仪，无菌塑料套
6F股静脉穿刺套鞘	圈套器（迈瑞通 ONE Snare©）
8～22F血管扩张器	
加硬导丝（Amplatz super stiff 导丝）	
三通阀、延迟管	
50 mL 注射器2个	
圈套抓捕器	
除颤仪	
临时起搏器及起搏导线	
血管缝合器或3-0带针缝合线	

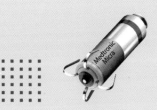

第二节　术中护理

1. 术前抗凝　术中为防止血栓产生，穿刺外鞘需用肝素盐水冲洗。在进行输送鞘置入后，静脉注射 2 500～3 500 U 肝素。有研究在递送系统上连接环柄三联三通以注射肝素或造影剂[5]。

2. 严密监测患者心率和心律变化　无导线心脏起搏器植入过程可能引起心律失常，尤其是以经过三尖瓣环位置时最易发生。可通过术中常规粘贴除颤电极板、严密监测患者心电图及准备抗心律失常药物，以便在出现危及生命的心律失常时及时抢救[5]。同时也有研究建议将心电监护监测调成起搏功能，观察心电图上是否有起搏钉出现[6]。

3. 心脏穿孔及心脏压塞的护理　植入无导线心脏起搏器 Micra 过程中可能会划破心肌，引起心脏穿孔或心脏压塞。术中需密切关注患者生命体征，如呼吸、脉搏、意识、血压等。如患者出现面色苍白、嘴唇发绀，心音遥远及休克或 X 线下出现心包"月牙征"等心脏压塞的表现。立即告知术者停止手术，同时立即准备相应急救药品以及心包穿刺用品，如一次性心包穿刺包或 6F 动脉鞘、造影导丝和 6F PIG 造影导管[5]进行床旁心包穿刺引流。

4. 起搏器综合征的护理　起搏器综合征主要与房室非同步收缩、室房逆传有关，可能导致患者出现电生理及血流动力学异常。因此术中应密切注意患者生命体征及主观感受，包括头晕心悸低血压等[1]。

5. 术中无导线心脏起搏器脱落　术中准备与无导线心脏起搏器输送鞘管以及与之匹配的圈套抓捕器，防止出现 Micra 脱落。无导线心脏起搏器脱落后可能引起恶性心律失常进而危及患者生命，因此应做好抢救准备[1]，同时脱落的无导线心脏起搏器可能导致肺栓塞，因此应密切关注患者氧合情况及患者主诉。

6. 人文关怀及健康指导　术中注意患者是否出现不适，并注意询问患者术中感受[5]。部分患者在植入起搏器后可产生心悸等异样感，在排除起搏器异常等情况后，应给予安抚[1]。

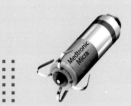

第三节　术后护理

1. 穿刺部位护理　手术结束后对穿刺部位进行弹力绷带或沙袋加压包扎 6 h，制动 12 h，密切关注穿刺部位的皮温、颜色、血管搏动及听诊是否有异常，是否有流血或血肿等情况[1,3]，若发现异常，应及时行血管超声检查。同时密切监测患者血压及腹部体征，若出现持续腹痛腹胀不缓解，甚至出现腹膜刺激征、休克等情况应怀疑腹膜后血肿，应及时告知医生，进行诊断性穿刺或 B 超以明确诊断[3]。

2. 生命体征监测　定时测体温、脉搏、呼吸、血压等生命体征，必要时做电解质及血气分析，避免因电解质紊乱影响脉冲发放[2]。

3. 起搏器功能监测　术后返回病房后，床旁进行全导联心电图检查。同时进行持续心电监护，以观察患者起搏标志是否存在[1]。同时注意患者是否出现胸闷、胸痛等不适。

4. 起搏器位置观察　术后回到病房应及时通知医生开设床旁胸片检查。通过胸片及测试起搏器阈值观察 Micra 是否处于合适的位置，若位置不恰当，应告知医生及时处理。同时做好去除起搏器或重新选择位置再次手术的准备[3]。

5. 预防感染　无导线心脏起搏器植入术后常规应用 1 次抗生素（区别于传

统心脏起搏器应用 3 d 抗生素)[3]，每天监测患者体温，血常规等变化，同时检测血 C 反应蛋白等炎症标志物，如有异样及时告知医生进行处理。术后至少4 d 应保持伤口干燥，4 d 后可用清水或肥皂水冲洗，但应尽可能保持伤口干燥并禁止使用任何护肤品，1 周内不要进行泡澡、游泳等活动，直至伤口完全愈合[7]。

6. 下肢深静脉血栓防治　由于患者术后制动，且血液处于高凝状态，应嘱患者及家属在患侧肢体制动期对制动肢体进行由远心端向近心端按摩；制动结束后嘱咐患者适当活动下肢，同时遵医嘱监测患者 D-二聚体及进行 Padua评分，预防深静脉血栓的发生。高龄患者更应注意下肢运动及康复训练，有高龄患者术后 6 h 内进行足趾及足背的屈曲运动，6 h 后在伤口无渗血及皮下血肿情况下进行屈髋屈膝运动，康复训练效果满意[4]。

7. 饮食护理　患者卧床期间由于肠蠕动减慢，应避免摄入牛奶等产气食物，应多食用维生素、纤维素丰富的食物[7]。若患者出现排便困难，可予以开塞露灌肠[7]。

8. 健康指导　对患者进行健康宣教。嘱患者按时服药，不可随意增减药物。嘱患者可进行正常的生活活动，但应避免进行剧烈运动，患者应避开前往强磁场及微波的场所，禁止进行超短波理疗[1]。同时指导患者自数脉搏[6]或选择可穿戴设备以监测心率，若心率低于 40 次/min 应及时就医。同时嘱咐患者随身携带标识起搏器型号的急救卡及必要的急救药物[6]。告知患者无导线心脏起搏器平均寿命为 10 年，应定期前往医院检查起搏器功能，建议患者出院后 1个月、3 个月、6 个月、12 个月前往医院规律复查[2]。

鉴此，建议无导线心脏起搏器的植入信息及手术详细步骤必须进行注册与记录，随访期应≥1 年，以证实其临床安全性和有效性，这些随访结果必须由专家进行评估[8]。尤其是起搏器电量即将耗尽时，应缩短检查间隔时间[1]。

表 6-2 归纳了无导线心脏起搏器围手术期要点。

表 6 - 2 无导线心脏起搏器围手术期护理

术前护理	术中护理	术后护理
生命体征监测	生命体征监测	生命体征监测
术前饮食调整	术前抗凝	穿刺点护理
手术备皮	手术并发症的监测及护理	感染预防
人文关怀	人文关怀及健康指导	下肢深静脉血栓防治
		饮食及健康指导
植入器械准备	术中起搏器脱落的处置	起搏器功能监测
		起搏器位置观察

参考文献

[1] 徐晓华，张贤，沈燕萍，等．无导线心脏起搏器植入患者的围术期护理［J］. 齐鲁护理杂志，2020，26（6）：122－124.

[2] 张政芳，高锦霞，周莹洁，等．1例Micra无导线心脏起搏器经导管植入术的围手术期护理［J］. 甘肃医药，2021，40（12）：1147－1148.

[3] 周建军，郭成军，马克娟，等．6例无导线心脏起搏器植入患者的护理［J］. 中华现代护理杂志，2019，25（6）：781－783.

[4] 金凡，李玲慧．1例高龄患者置入无导线心脏起搏器的护理［J］. 天津护理，2021，29（06）：730－732.

[5] 李燕，王英．1例Micra无导线心脏起搏器植入术患者的术中护理配合［J］. 当代护士（上旬刊），2021，28（3）：155－156.

[6] 马素雯．1例急性心肌梗死并发间歇高度房室传导阻滞安装无导线心脏起搏器患者的护理［J］. 医药前沿，2021，11（15）：144－145.

[7] 陈敏，夏颖．2例无导线心脏起搏器植入患者的护理体会［J］. 当代护士（中旬刊），2021，28（12）：156－157.

[8] DEFAYE P，KLUG D，ANSELME F，et al. Recommendations for the implantation of leadless pacemakers from the French Working Group on Cardiac Pacing and Electro-physiology of the French Society of Cardiology [J]. Arch Cardiovasc Dis，2018，111（1）：53－58.

（杨帆　蒋和俊）

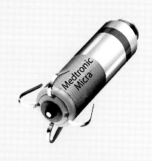

第七章
无导线心脏起搏器术后随访与管理

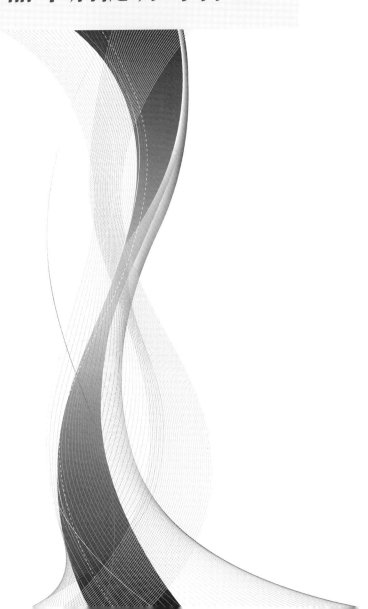

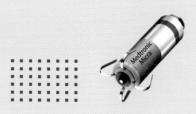

与传统的心脏起搏器类似，为了确保器械工作正常，无导线心脏起搏器的程控随访管理也非常重要。应定期通过程控仪对无导线心脏起搏器进行评价，同时结合诊断记录功能，个体化调整参数，使患者最大获益。

第一节　无导线心脏起搏器 Micra 的程控随访

在正常情况下，无导线心脏起搏器随访频率与传统心脏起搏器类似，即出院前随访 1 次、出院后 1～3 个月随访 1 次，稳定期每 6～12 个月随访 1 次，临近更换期提前一年每 1～2 个月随访 1 次。

无导线心脏起搏器 Micra 的程控随访通常和传统心脏起搏器的常规随访类似，但因为 Micra 植入右心，它可以在植入时有不同的角度位置。区别于传统心脏起搏器的单轴加速度计，为适应不同的角度和位置，Micra 包括一个三轴的加速度传感器，这意味着 Micra 可以选择最能区分心脏自身运动和患者运动的轴向量。所以当需要打开频率应答功能时，应确保所设置的频率适应功能参数和传感器轴向量符合频率应答需求，还需要进行运动测试和向量测试，下面将分别说明。

一、常规随访内容

1. 将程控头放在心脏周围。当程控头上两个或更多的绿灯亮时，通信即建立。

2. 询问器械并打印出初始报告。

3. 回顾 Quick Look™ II 界面　确认 Micra 工作状态、回顾起搏和感知事件、回顾 Observation 窗口的重大事件（图 7 - 1）。

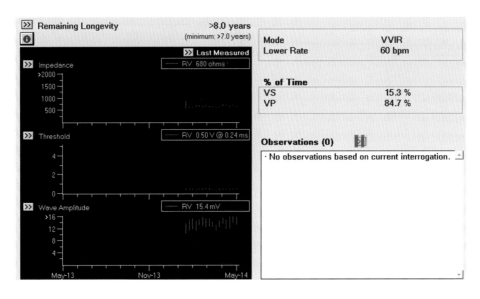

图 7 - 1　Quick Look™ II 界面

4. 观察患者目前的节律并打印出 EGM 以及标记通道。

5. 回顾电池电压及 Micra 的预估寿命（图 7 - 2）。

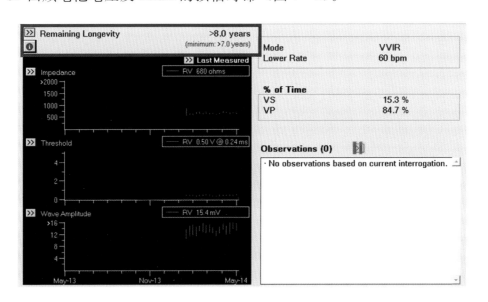

图 7 - 2　查阅电池电压及 Micra 的预估寿命

要查阅电池电压更详细的信息,点击"Remaining Longevity"旁边的 [>>] 按钮。也可以 Data > Diagnostics > Battery and Device Measurements > Open Data 路径进入。出厂初始电池电压为 3.2 V,RRT 时为 2.56 V(图 7-3)。

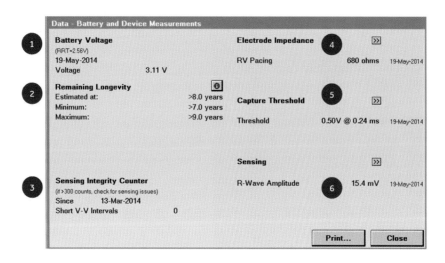

图 7-3 查阅电池电压参数

查阅:①电池电压;②预估寿命;③完整性计数;④起搏阻抗;⑤自动阈值管理;⑥感知。

6. 查阅起搏阻抗趋势 Data > Diagnostics > Electrode Impedance Trend > Open Data(图 7-4)。

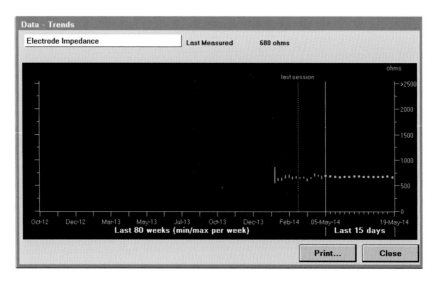

图 7-4 查阅起搏阻抗趋势

7. 查阅 R 波感知趋势 Data ＞ Diagnostics ＞ R-Wave Amplitude Trend ＞ Open Data 或者点击 Quick Look Ⅱ 界面 R 波趋势旁边的 ［＞＞］按钮（图 7 - 5）。

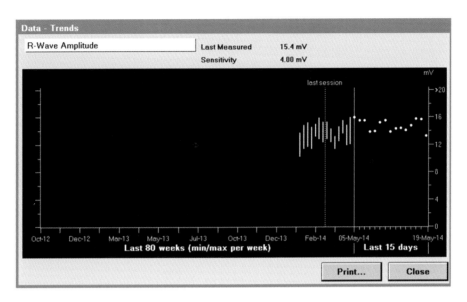

图 7 - 5　查阅 R 波感知趋势

8. 查阅自动阈值管理趋势（只有当自动阈值管理程控为 Adaptive 或者 Monitor 时才会呈现）　Data ＞ Diagnostics ＞ Capture Threshold Trend ＞ Open Data，或者点击 Quick Look Ⅱ 界面阈值管理趋势旁边的 ［＞＞］按钮（图 7 - 6）。

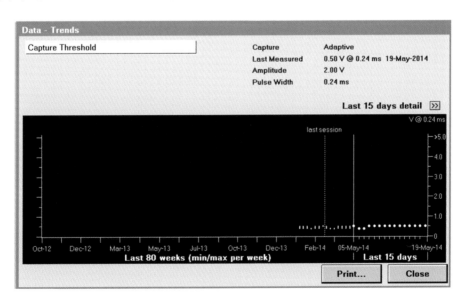

图 7 - 6　查阅自动阈值管理趋势

9. 测试患者的电学参数，常规情况下各参数正常范围为感知>5 mV，阻抗 300～1000 Ω，阈值≤1.0 V/0.24 ms。

（1）选择 Tests > Device Measurements。

（2）所有的勾选的测试会依次进行：感知测试，阻抗测试，阈值测试（图 7-7）。

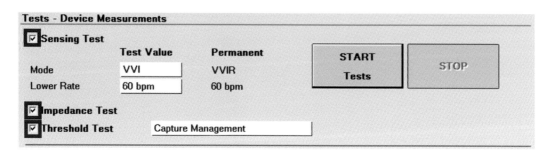

图 7-7　电学参数测试

注意：如果只想进行 1 项或者 2 项测试，则将不需要进行的测试前面的勾去掉。

（3）对于感知测试，需要设置起搏模式（VVI 或者 OVO）和低限频率 ［临时低限频率：30，35，40，…，170（次/min）］。要确保测试时不处于起搏的状态，以增加感知事件的发生。只有当患者有连续两个或者更多的低于 120 次/min的心跳时，测试才会进行（图 7-8）。

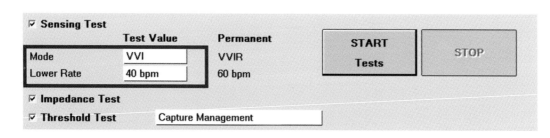

图 7-8　设置起搏模式和低限频率

（4）如果患者的心率低于 120 次/min，阻抗测试会自动进行（图 7-9）。

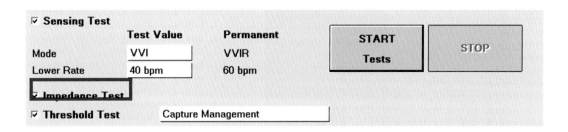

图 7-9 阻抗测试

（5）自动阈值管理测试的条件：稳定的心律且心率小于 100 次（图 7-10）。

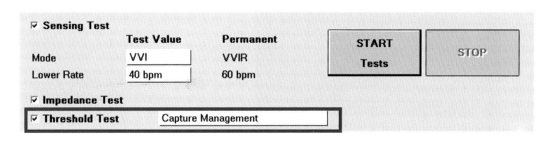

图 7-10 自动阈值管理测试

（6）点击 START Test，测试会按顺序自动进行：①如果要进行手动阈值测试。②在 Device Measurements 界面勾选［Threshold Test］。③选择［Amplitude-Auto Decrement］。接着，点击［START Test］，起搏阈值测试的窗口会自动弹出，此时可以设置所需要的测试参数（图 7-11）。④选择几跳测试后降低电压。⑤设置起搏模式，低限频率，起始电压，起搏脉宽，空白期等。⑥按住［TEST Press and Hold］。起搏器开始自动降低电压。⑦观察实时的心率直至失夺获。当出现失夺获时，松开［TEST Press and Hold］按钮。Micra 会回到设置的永久值并将测试的结果显示在"结果窗口"（图 7-12）。⑧如果想改变测试的 RV 阈值，可以手动进行选择。⑨如果想看测试时的腔内图，可选择［Test Strip］（图 7-13）。⑩如果想改变永久的输出值，可以直接在输出电压和脉宽值中改动，并点击［PROGRAM］；点击［Close］，回到测试主界面。

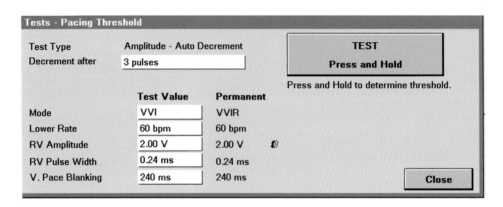

图 7-11　起搏阈值手动测试

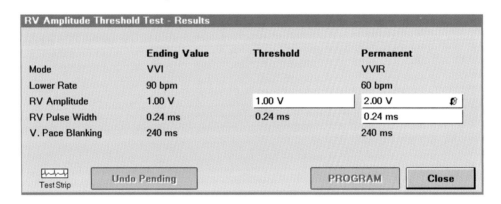

图 7-12　阈值测试结果显示

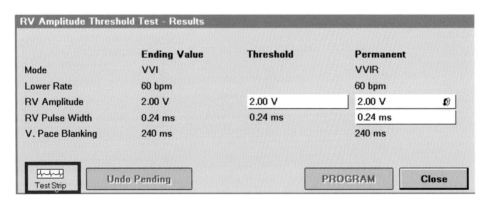

图 7-13　回顾测试时腔内图记录

10. 在所有的测试结束后，结果会在测试界面的窗口内进行显示。

11. 查阅心率相关的图表　Data ＞ Diagnostics ＞ Rate Histograms ＞ Open

Data；为患者选择合适的频率答应参数；如果需要，进行运动测试和向量测试（图 7-14）。

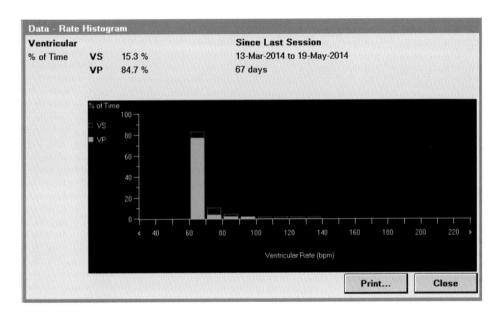

图 7-14　查阅心率相关的图表

12. 查阅重大事件提示窗口（图 7-15）。

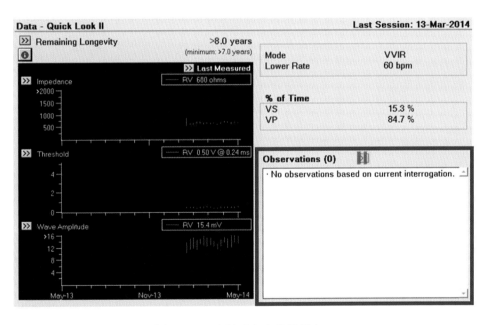

图 7-15　查阅重大事件提示窗口

13. 点击〔Params〕，根据测试的结果，重大事件以及诊断结果，对起搏器的参数进行合理调整（图 7-16）。

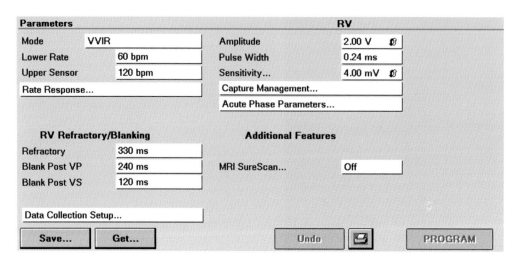

图 7-16 起搏器参数调整界面

14. 打印并存盘最终报告：Reports ＞ Final Report；如果需要，还可以选择想打印的报告。

15. 结束随访（End Session）。

二、运动测试

当 Micra 的起搏模式是 VVIR 时，运动测试可以帮助患者的频率适应功能在合理的范围内工作。

1. 如果频率轨迹优化 Rate Profile Optimization（RPO）功能打开时，这个功能可以让频率适应的参数每天自动调整。

2. 如果 RPO 功能关闭时，可以进行运动测试来设置频率适应功能的参数（例如：低限频率〔LR〕，基础活动频率〔ADRL〕，上限频率〔UR〕的范围。频率适应参数会保持在设置的参数而不会自动调整）。

与传统心脏起搏器类似，运动测试只有在当怀疑频率适应功能和患者的活动不匹配时进行。

（一）运动测试流程

1. 将程控头放置在 Micra 器械上后，在程控仪上选择<Test>－<Exercise>。如果过去进行过运动测试，则过去的结果将被显示在程控仪上（图 7 - 17）。

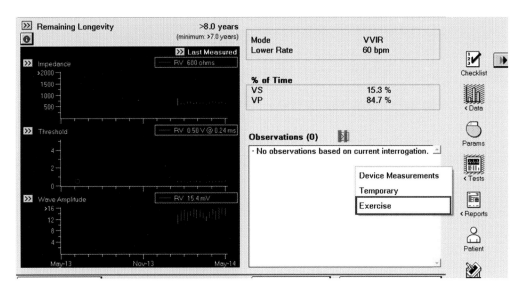

图 7 - 17　运动测试选择

2. 在运动测试界面选择持续时间（5 min 或者 20 min）。

3. 在下拉菜单上选择向量（3 个向量可供选择）。点击［PROGRAM］将测试程控入内。

注意：在进行运动测试前不要更改 LR Setpoint，ADL Setpoint，UR Setpoint。这些参数可作为后续调整的基数，是否需要调整需要看测试的结果。

4. 点击［START］。一个对话框会弹出，告知这次的结果会覆盖上一次测试的结果（图 7 - 18）。

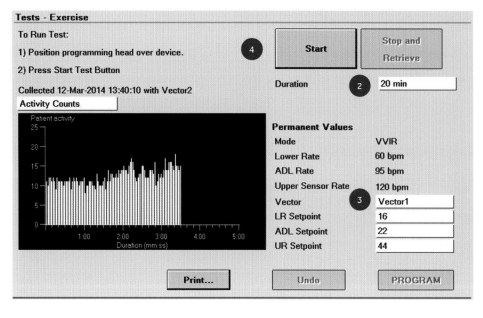

图 7-18　运行运动测试

5. 选择［Continue］开始进行测试或者选择［Cancel］回到运动测试的设置界面（图 7-19）。

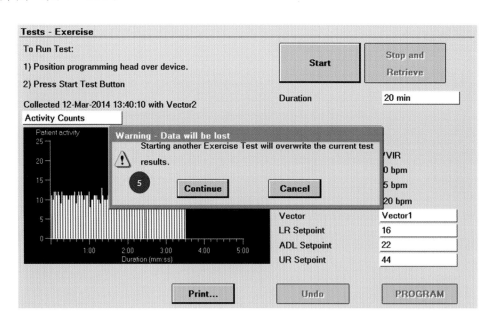

图 7-19　开始运动测试或返回运动测试设置界面

6. 如果选择［Continue］开始进行测试，告知患者进行活动，例如步行或者平板试验。为了进行测试，需要将程控头移开。

7. 运动测试进行时，观察患者的活动。如果患者在进行不同类型的活动，记录下每个活动的时间。

（二）运动测试数据

获得运动测试的数据并设置合适的频率适应 Set Point，对于每一次运动测试，Micra 会搜集存储数据并显示在运动测试界面上（图 7 - 20）。

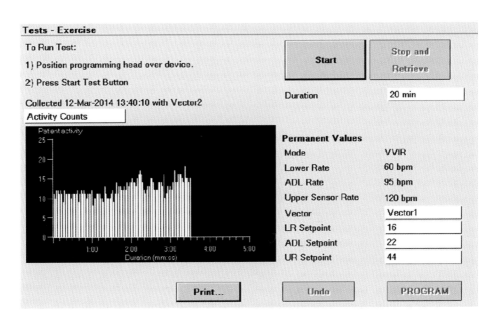

图 7 - 20　运动测试数据

1. 当运动测试界面上显示测试结束时，将程控头重新放置到 Micra 上。

2. 点击〔Stop and Retrieve〕来收集数据。这些数据会以活动计数图表的形式显示在运动测试界面上。

3. 观察运动测试的活动计数图表，将患者的活动计数和程控的 LR Set Point，ADL Set Point，UR Set Point 进行对比。如果患者静息时的活动计数高于步行时的活动计数，则改变向量。

注意：为了确定是否需要调整频率适应的 Set Point 值，需要考虑患者运动测试中的活动程度。例如，如果患者在第一分钟处于坐着休息的状态，将 LR Set Point 设置到静息状态最高值多一点点。如果患者在测试的第二分钟是处于步行的状态，将 ADL Set Point 设置到活动计数的平均值。如果患者在测试的第三分钟进行较为剧烈的活动，将 UR Set Point 设置到第三分钟平均活动计数稍低。

4. 如果要调整 Set Point 的值，选择相关的参数选项，点击［PROGRAM］。

注意：假设休息时的活动度低于步行时的活动度，按照下列参数进行调整：

LR Set Point＝患者静息状态下的最高计数值稍高

ADL Set Point＝患者步行时的最高计数值

UR Set Point＝1.5 X（ADL Set Point - LR Set Point）＋ ADL

5. 如果要看患者活动时的心率，传感器频率以及运动测试时的活动度，点击 Activity Counts 选项并选择 Rate Graph（图 7-21）。

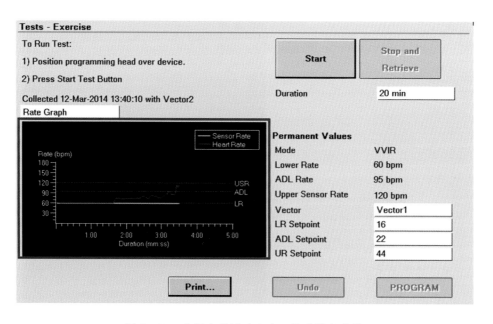

图 7-21　查阅患者活动心率、传感器频率等

6. 打印出运动测试的结果，点击［Print…］。

三、向量测试

测试不同体位下的频率适应活动度，以确保在这个向量下频率适应是合理的。如果步行及平卧时的活动度计数差异不大，则需要对其他的两个向量进行测试以选择一个最好的向量。

如需打开频率应答功能，向量测试需要在患者出院前进行，以保证这个向量下不会对心脏的跳动过度敏感。

可以按照如下方法进行测试：

1. 将程控头放在 Micra 器械上方，选择［Test］。

2. 从［Test］菜单里选择［Exercise］。

3. 在运动时长里选择［5 min］（图 7 - 22）。

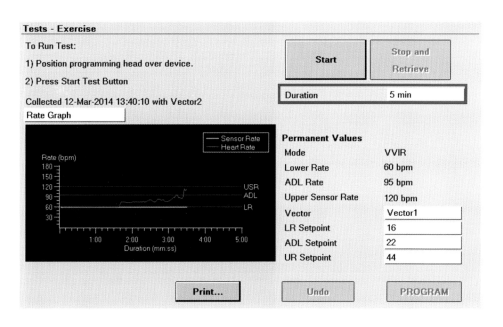

图 7 - 22　运动时长选择

4. 在向量的下拉菜单里选择要测试的向量，点击［PROGRAM］（图 7 - 23）。

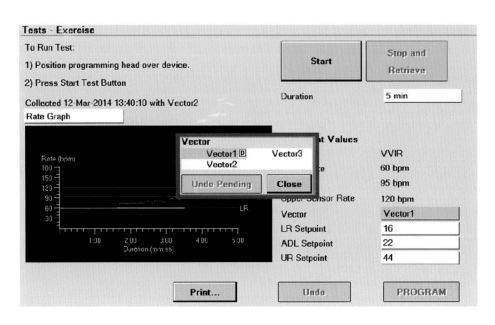

图 7-23 测试向量选择

5. 点击〔START〕。

6. 点击〔Continue〕开始进行测试。

7. 将程控头移开 Micra。

8. 患者左侧卧 30 s，接着平躺 30 s，再右侧卧 30 s。

9. 患者坐直 30 s。

10. 患者在空旷的地方步行 30～60 s。

11. 让患者休息 30～60 s 后完成测试。

注意：此时测试实际上还在进行中，需要观察患者的活动度。

12. 当运动测试界面显示测试完成后，将程控头重新放在患者 Micra 器械上。

13. 点击〔Stop and Retrieve〕获取数据。

注意：如果静息时的最高计数值和步行时的平均计数值相差不超过向量 8，且 RPO 为打开，则患者可能更适用于另外两个向量；如需要，在向量 2 和向量 3 下再次进行运动测试；选取静息时的计数值和步行时的计数值相差最大的那个向量。

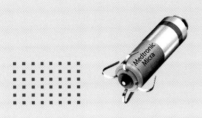

第二节 无导线心脏起搏器 Micra 的电学 参数特征及生命周期管理

无导线心脏起搏器 Micra 的电池特征如表 7 - 1 所示。

表 7 - 1 Micra 无导线起搏器电池特征

制造商	Medtronic 能量和元件中心
型号	M957651A001
化学成分	锂混合 CFx 银氧化钒
初始电压	3.2 V
有效可用容量平均值	120 mA/h
从 RRT 到 EOS 的估测时间	6 个月（180 d）

在日常工作中，临床医生和患者最关注的内容是电池电压和机器预估使用寿命，关于更换状态的信息显示在程控仪显示器和打印报告上。建议更换时间（RRT）、择期更换指征（ERI）和服务终止（EOS）的条件列在表 7 - 2。

表 7 - 2　Micra 无导线心脏起搏器更换状态信息

建议更换时间（RRT）	服务终止前 6 个月（180 d）
择期更换指征（ERI）	建议更换时间后 3 个月（90 d）
服务终止（EOS）	3 次连续每天自动测量≤2.5 V

建议更换日期：程控仪在"Quick Look Ⅱ"和"电池和器械测量值"屏幕显示电池达到建议更换时间的日期。当机器达到 RRT 时，会继续利用其程控参数操作。当电池电压达到 ERI 条件时，器械会将起搏模式设为 VVI，并将低限频率设为 65 次/min，器械也会将频率滞后设为 OFF，RV 脉冲幅度和 RV 脉冲宽度参数值保持程控值不变。如果器械达到 ERI 时其程控为"OFF"模式，则器械不会更改起搏模式和低限频率。需要说明的是，在 ERI 之后，所有起搏参数可被程控，包括模式和频率。重新程控起搏参数可能会降低 ERI 到 EOS 的时间段。当电池电压达到 EOS 条件时，器械会切换至"OFF"模式，器械会永久性禁用起搏操作，程控仪显示器械处于 EOS。

无导线心脏起搏器 Micra 的器械参数包括紧急起搏设置和起搏参数，各参数特征如表 7 - 3 至表 7 - 10。

表 7 - 3　紧急起搏设置

参　　数	可选值
模式	VVI
低限频率	70 次/min
感知灵敏度	2.0 mV
脉冲幅度	5 V
脉冲宽度	1 ms
不应期	OFF
心室起搏后空白期	240 ms

续表

参　数	可选值
心室感知后空白期	120 ms
频率滞后	OFF

表 7－4　模式、频率和间期

参　数	可程控值	装运值	重　置
模式	VVIR；VVI；VOO；OVO；器械关闭	器械关闭	VVI
低限频率	30，35，40，…，60，…，80，90，…，170（次/min，±4%）	60 次/min	65 次/min
不应期	Off；160，170，…，330，…，500（ms）（+4% +10 ms）/（-4% -25 ms）	OFF	330 ms

注：（1）对应的低限频率间期可计算如下：低限频率间期（ms）＝ 60 000/低限频率。

（2）低限频率的可程控值不包括 65 次/min。

（3）如果 EMI 源干扰 R 波检测，器械在 VVI 模式下以程控的低限频率开始起搏，或在 VVIR 模式下以程控的低限频率或传感器频率开始起搏。根据标准 ISO 14708 - 2：2012，第 6.1.5 条测量时，逸搏间期在程控的低限频率间期的-10～25 ms。

（4）心室起搏后的空白期和心室感知后的空白期参数必须程控为低于不应期程控值。如果不应期被程控为 Off，不应期将由心室起搏后的空白期或心室感知后的空白期的程控值确定。

表 7－5　RV 感知和起搏参数

参　数	可程控值	装运值	重　置
脉冲幅度	0.13，0.25（±0.06V），0.38，0.50，0.63，0.75，0.88，1.00，1.13，…，1.50，…，5.00（V）（±15%）	2.5 V	3.5 V
脉冲宽度	0.09，0.15，0.24，0.40（±0.025 ms）；1.00 ms（±0.04 ms）	0.24 ms	0.24 ms

续表

参　　数	可程控值	装运值	重　　置
感知灵敏度	0.45，0.60（±50％）， 0.90，1.50，2.00，2.80，4.00，5.60， 8.00，11.30（mV）（±30％）	2.00 mV	2.80 mV
感知保障	Off；On	Off	On

注：（1）该设置适用于心动过缓起搏操作的所有感知。

（2）用一个 40 ms 正弦波形。根据标准 ISO14708‐2：2012，第 6.1.3 条：使用波形时，感知阈值是正弦感知阈值的 1.5 倍。

表 7‐6　RV Capture Management 参数

参　　数	可程控值	装运值	重　　置
Capture Management	自适应调整；监测；Off	自适应调整	自适应调整
脉冲幅度安全范围	0.25，0.50， 0.75，1.00，1.25，1.50（V）	+0.5 V	+0.5 V
急性期剩余时间	Off；器械重新定位（112 d）	112 d	—

表 7‐7　空白期

参　　数	可程控值	装运值	重　　置
心室起搏后空白期	150，160，…，240，…，450（ms） （+4％ +10 ms）/（−4％ −25 ms）	240 ms	240 ms
心室感知后空白期	120，130，…，350（ms） （+4％ +10 ms）/（−4％ −25 ms）	120 ms	120 ms

注：心室起搏后的空白期和心室感知后的空白期必须程控为低于不应期参数程控值。如果不应期被程控为 Off，不应期将由心室起搏后的空白期或心室感知后的空白期的程控值确定。

表 7 - 8　频率应答起搏参数

参　数	可程控值	装运值	重　置
传感器上限频率	80，90，100，…，120，…， 170（次/min）（±4%）	120 次/min	120 次/min
ADL 频率	60，65，…，95，…， 160（次/min）（±4%）	95 次/min	95 次/min
频率轨迹优化	On；Off	On	On
ADL 响应	1，2，3，4，5	3	3
最大运动响应	1，2，3，4，5	3	3
体动加速	15，30，60（s）	30 s	30 s
体动减速	运动；2.5，5，10（min）	运动	运动
运动测试参数			
运动矢量	矢量 1；矢量 2；矢量 3	矢量 1	矢量 1
LR 设定值	0，1，2，…，40，42，…，50	30	20
ADL 设定值	5，6，…，40，42，…，80， 85，…，100	42	30
UR 设定值	15，16，…，40，42，…，80， 85，…，200	60	50

注：（1）如果开启频率应答，传感器上限频率必须大于 ADL 频率，ADL 频率必须大于低限频率。

（2）仅可从运动测试屏幕中程控运动测试参数、运动矢量和频率应答设定值。

表 7 - 9　MRI SureScan 参数

参　数	可程控值	装运值	重　置
MRI SureScan	On；Off	Off	Off
MRI 起搏模式	VOO；OVO	—	—
MRI 起搏频率	60，70，75，80，90，…，120（次/min）	—	—

表 7 - 10　更多起搏功能

参　数	可程控值	装运值	重　置
频率滞后	Off；30，40，…，80（次/min）	Off	Off

注：除非将频率滞后程控为 Off，频率滞后的程控值必须低于低限频率。

无导线心脏起搏器 Micra 生命周期是从植入到服务终止（END OF SERV-ICE，EOS）。无导线心脏起搏器 Micra 在到达 ERI 时，总共分为两个阶段：

1. RRT　到距离服务终止（EOS）还有约 180 d，这期间起搏参数不会发生变化。

2. ERI　RRT 后 90 d，起搏器将以 VVI 65 次/min 工作，这期间可以程控更改为所需要的参数。

无导线心脏起搏器 Micra 到达 RRT 时，在重新植入新的起搏系统后，可将其程控为 OFF，且能与新植入的 Micra 区分。在患者体内有多个 Micra 时，2090 程控仪会弹出对话框并列出器械的序列号以供选择。所以在 Micra 植入时，输入完整的信息非常重要，以便未来在需要时更好地识别。当 Micra 到达 EOS 时，会自动调整为 OFF，即完全关闭所有功能。

美敦力为了在 Micra 服务终止时可以为患者和医生提供尽可能多的灵活性，对于 Micra 设计了多种选择，使术者能够对患者进行风险/收益评估。在 Micra 服务终止时临床医生进行器械管理的选项如下：

（1）对现有的 Micra 程控为 OFF，并植入新的 Micra 设备。

（2）对现有的 Micra 程控为 OFF，并植入传统经静脉起搏系统。

（3）移除现有的 Micra，并植入新的 Micra 设备。

（4）移除现有的 Micra，并植入传统经静脉起搏系统。

关于移除，Micra 在近端有回收装置，允许在急性期内取回。Micra 的取出通常应该在器械完全被组织包裹前才能考虑进行。对于传统起搏电极，组织包裹的时间约为植入后 1 年；对于 Micra，我们估计其具有相似的时间。与传统电极一样，组织包裹的过程取决于患者的各种自身状况，包括但不限于：患者年龄（年轻患者相较于年老患者组织包裹更快）；器械位置［肌小梁深处（特别是靠心尖）位置的器械，组织包裹更快。流出道或者高位室间隔，组织包裹会较慢］。有病例报道称 Micra 在植入 4 年后被成功取出及植入了新的 Micra，并在此后 1 年随访中并未出现异常，这表明长期植入的 Micra 也可安全取出，同时取出旧的设备后立即植入新的设备可能是一种安全可行的策略[1]，具体的取出步骤详见第八章。

根据目前的上市前和上市后临床证据，如果确定有移除的必要性，Micra 可以在某些情况下移除[2]。慢性期内移除的情况，预计会非常罕见，因为 Micra 可以程控为完全关闭，这为患者和临床医生提供了更多选择，不需要在 EOS 后移除，且大多数右心室可放置至少 3 个 Micra[3]。

参考文献

［1］MINAMI K，SHTEMBARI J，PETRU J，et al. Successful retrieval of a 4-year-old Micra transcatheter pacemaker system in a patient with leadless biventricular pacing therapy［J］. JACC Case Rep，2020，2（14）：2249-2252.

［2］GRUBMAN E，RITTER P，ELLIS C R，et al. To retrieve，or not to retrieve：system revisions with the Micra transcatheter pacemaker［J］. Heart Rhythm，2017，14（12）：1801-1806.

［3］CHEN K，ZHENG X，DAI Y，et al. Multiple leadless pacemakers implanted in the right ventricle of swine［J］. Europace，2016，18（11）：1748-1752.

（周拥　刘朝硕　朱泽安）

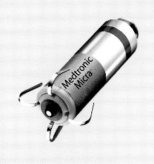

第八章
无导线心脏起搏器并发症识别与处理

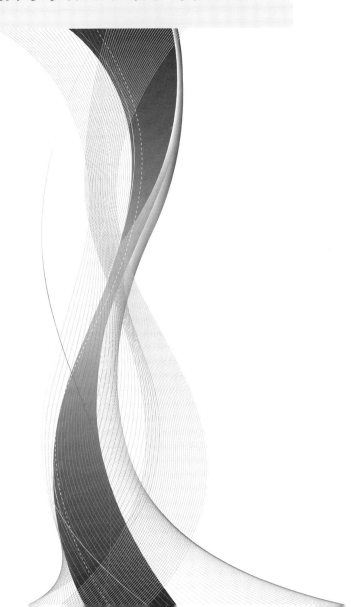

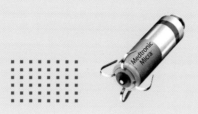

　　与传统心脏起搏器相比，无导线心脏起搏器体积小、无导线、不需要囊袋，既避免了导线断裂、穿孔、绝缘层破损等导线相关并发症，又杜绝了锁骨下静脉穿刺的风险和囊袋感染的发生。目前临床研究发现无导线心脏起搏器相较传统心脏起搏器术后 12 个月的严重并发症风险降低了 63%[1]。无导线心脏起搏器植入的操作流程不是很复杂，但作为一种有创介入手术，其在术中及术后仍不可避免可能出现一系列并发症，且部分并发症可能带来严重后果。所以，规范手术操作细节，术后加强观察随访，尽可能预防并发症的出现、出现并发症后及早地识别与处理都非常重要。

　　按照对象和部位不同，无导线心脏起搏器的并发症可分为患者非器械相关并发症和起搏器相关并发症。患者非器械相关并发症指在起搏器结构及功能完备的前提下，患者自身组织或器官在植入操作过程中或术后发生的损伤，例如血管并发症、感染、心脏及瓣膜损伤、神经损伤等。起搏器相关并发症则指由于无导线心脏起搏器本身的结构或功能障碍，产生起搏或感知异常，导致无法有效起搏夺获或引发异常起搏等，可由脱位、电池耗竭等引起。

　　按照并发症发生的手术阶段不同，无导线心脏起搏器的并发症可分为静脉入路相关并发症、器械递送相关并发症、器械释放相关并发症和器械植入后并发症（表 8-1）。

表 8 - 1　无导线心脏起搏器并发症

静脉入路相关并发症	器械递送相关并发症	器械释放相关并发症	器械植入后并发症
出血及血肿 动静脉瘘 假性动脉瘤 股神经损伤 感染	三尖瓣损伤 心律失常 感染	心脏穿孔（心包积液及心脏压塞） 心律失常 感染	栓塞并发症 无导线心脏起搏器相关并发症（例如微脱位和脱位，心律失常） 感染

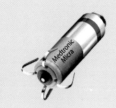

第一节　患者非器械相关并发症

一、血管通路并发症

血管通路并发症指无导线心脏起搏器植入过程中介入操作导致的血管损伤，常见的有出血及血肿、动静脉瘘和假性动脉瘤等。

血肿的出现大多与术后右腹股沟穿刺处的压迫不当有关，如无损伤临近动脉，一般血肿通过加压包扎可在1～3周后自行吸收；若损伤了股动脉或小侧支动脉，可能需要注射凝血酶或对穿刺部位进行外科修复。

穿刺股静脉时穿破相邻近的动脉形成异常通道，即为动静脉瘘。临床表现取决于瘘口大小、所处病期（急性期或慢性期）、侧支循环及患者心功能状态等。急性期动静脉瘘可有损伤性血肿、局部震颤和连续性杂音、远端肢体缺血表现（例如皮温下降，肤色苍白、发紫）等；慢性期患者还可有肢体水肿、局部组织营养障碍，原有心肌损害的患者可诱发心力衰竭，从而出现心力衰竭的相关症状和体征。依据病史、症状和体征，一般动静脉瘘不难判断；判断困难时，可通过手指血管彩超、CTA和MRA等进行辅助确诊。

假性动脉瘤系因静脉穿刺时操作不当而进入动脉或插入鞘管时撕裂动脉侧

小分支致动脉壁破裂出血，由于血管周围有较厚的软组织，血液在血管破口周围形成血肿，因动脉搏动持续的血流冲击，使血管破口与血肿相通形成搏动性血肿。根据体查时发现的搏动性包块、听诊闻及收缩期血管杂音，彩超或动脉造影可显示动脉瘤的部位及大小，假性动脉瘤诊断一般不难。

动静脉瘘和假性动脉瘤的发生均与术中误穿股动脉有关，一旦发生，视情况进行观察并等待，动静脉瘘和假性动脉瘤可能自愈。另外可将凝血剂如凝血酶注射到动静脉瘘和假性动脉瘤中，以加速异常缺口或破损的愈合。实际上，由于无导线心脏起搏器植入所用的传送鞘管粗达 27F，动静脉瘘或假性动脉瘤基本无法通过压迫包扎等保守治疗愈合，均须申请血管外科会诊外科修复治疗。假性动脉瘤或动静脉瘘的发生重在预防，应尽量避免误穿股动脉，在穿刺股静脉后，先经导丝用 6F 扩张鞘预扩张股静脉，再观察穿刺处血液的流速及颜色，如出血液速较慢且为暗红色，则没有误穿动脉；如血液流速较快且为鲜红色，则可能误穿股动脉，应立即退出导丝，局部压迫 10～15 min 后再次小心穿刺或穿刺对侧股静脉；这样在确认没有误穿股动脉后再置入传送鞘管，可以有效预防假性动脉瘤或动静脉瘘的发生。

二、感染

由于无须植入起搏电极导线及制作囊袋，无导线心脏起搏器相较传统心脏起搏器显著降低了电极及囊袋相关的感染风险，但仍有植入后发生感染性心内膜炎而不得不移除无导线心脏起搏器的少数个案报道[2]。接受 Micra 植入的 155 例患者的回顾性队列研究，其中 15 例患者在植入后中位时间为 226 d（3～1129 d）时出现菌血症，在充分抗生素治疗后，所有患者的菌血症均治愈，而且没有发生感染性心内膜炎[3]。对 Micra IDE 研究数据分析发现，植入 Micra 的720 例患者中有 16 例在随访期间发生了 21 次严重感染事件（菌血症或心内膜炎），但所有事件均被裁定为与 Micra 设备或植入流程无关，而且在随访期间未见抗生素停用后持续性菌血症病例[4]。因此，虽然无导线心脏起搏器植入后可能出现菌血症，但由于其体积小而且全部位于右心室内，最终发生感染性心内膜炎的可能性极低，目前 Micra 临床试验入选的 2500 例患者中，也没有因设备相关感染而需要在随访期间移除的报道。

严格的无菌操作及规范的围手术期预防性抗生素应用是预防感染的关键。如果术后出现持续性发热、寒战，需要警惕菌血症的发生，立即查血常规、血培养、经胸或经食管心脏超声排除感染性心内膜炎，同时根据药敏试验给予抗生素治疗。若抗生素治疗不能奏效，菌血症持续存在且心脏超声发现器械相关赘生物，则需考虑移除无导线心脏起搏器。

三、心脏及瓣膜组织损伤

（一）心脏穿孔

无导线心脏起搏器的递送系统质硬较粗，而且释放时需要递送系统与心室壁之间保持一定的张力，故心脏破裂穿孔是术中需要特别注意的一个主要的安全问题。操作不慎导致心脏破裂穿孔后血液流入心包，形成血性心包积液，大量心包积液迅速形成心脏压塞，此时心室舒张期充盈受限，回心血量下降，心排血量下降；患者迅速出现急性循环衰竭表现，如心率增快、血压下降、呼吸困难、发绀、面色苍白、出汗等，体格检查可发现心尖搏动减弱、心音低弱遥远、休克血压、脉压差变小、奇脉、颈静脉怒张等；X 线透视可见心影向两侧扩大，心影搏动消失及透亮带，超声心动图是最为敏感可靠的诊断方法，可见心包膜脏层与壁层之间出现无回声区，右室明显受压，右室流出道变窄等。

一旦发现心脏压塞，必须立即行心包穿刺引流以解除心脏压塞。部分病例经引流后完全缓解可避免开胸手术，即使对出血量较大必须外科手术的患者，心包穿刺引流仍是首先应用的抢救措施，通过引流可保持血流动力学稳定至外科手术。若出血量较大，同时快速而积极补液及输血是必不可少的支持治疗手段。对于引流量大于 350 mL 者，心包抽出血液可经静脉回输，有助于维持血压稳定。最大回输血量目前还没有循证医学证据，一般回输不超过 800 mL，因回输血量过大可能导致肺栓塞或弥散性血管内凝血等并发症。无导线心脏起搏器术中均应用了肝素抗凝，故出现心脏穿孔后须立即给予鱼精蛋白中和肝素。鱼精蛋白的剂量由肝素使用量决定，肝素使用后 15 min 内，1 mg 鱼精蛋白能中和 100 U 肝素；若在肝素使用长时间后用鱼精蛋白，所需鱼精蛋白用量要相应减少，可根据活化凝血时间（activated clotting time of whole blood，ACT）结果调整鱼精蛋白用量。经鱼精蛋白中和后，1 h 引流量大于 800 mL 且血流动力学不稳定；或每小时引流量大于 200 mL，连续 4 h 并无减少迹象且血流动力学不稳定，估计穿孔较大不能自行闭合者，须及时联系外科行开胸修补术。需要注意的是，部分患者虽不能再引流出血液但症状不改善甚至加重，在排除引流管阻塞和位置不当后，可能是穿孔较大、出血过快，心包的去纤维化作用来不及发挥，血液凝固所致，这部分患者尤其需要尽早外科开胸修补。（图 8-1）

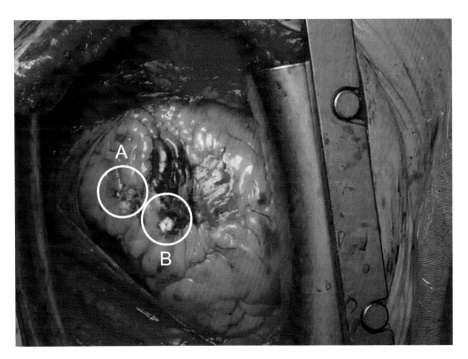

图 8-1 植入无导线心脏起搏器过程中发生两处心脏穿孔，外科开胸修补后图片
其中 A 点偏向患者腹侧，B 点偏向患者头侧。

无导线心脏起搏器的递送系统比较粗，一旦出现心脏穿孔需要开胸修补的可能性比较大，所以术者在操作过程中须时刻注意避免心脏穿孔的发生。在递送系统通过三尖瓣环及在右心室腔内操作时，须注意动作轻柔；在无导线心脏起搏器释放前给递送系统做"鹅颈弯"动作时，张力应适当，不宜过大；更重要的是释放起搏器的位点应尽量选择右室间隔部，避免心尖部及右室游离壁，这可以大大降低心脏穿孔的风险。

（二）三尖瓣损伤

经静脉心脏植入式电子设备（cardiac implantable electronic devices，CIEDs）的患者可能有10%～40%的可能出现三尖瓣反流，电极导线直接撞击或损坏三尖瓣是其最重要的机制。无导线心脏起搏器的主要优势之一就是避免导线相关的并发症，然而临床随访研究发现无导线心脏起搏器并不能完全免除术后三尖瓣反流加重的风险。伯尔斯肯斯（Beurskens）等[5]对53例接受无导线心脏起搏器植入患者（其中28例植入Nanostim，25例植入Micra）的随访发现，在植入后12个月时有23例患者（43%）的三尖瓣反流程度加重；而且与心尖位置相比，植入右室间隔部位与三尖瓣反流增加有关。对64例于右室间隔部植入Micra患者的前瞻性研究发现[6]，在植入后14.7个月时有12例（18.8%）出现三尖瓣反流加重，其中10例（15.6%）为中-重度反流，而且危险因素分析发现Micra近端和三尖瓣环之间的距离较短与术后三尖瓣反流加重的风险独立相关，提示对三尖瓣的直接机械干扰可能是无导线心脏起搏器植入术后三尖瓣反流加重的主要机制。

植入无导线心脏起搏器患者有小部分术后可能出现中-重度三尖瓣反流，而三尖瓣反流加重可能与远期死亡率增加有关。因此，尽管目前鲜有术后三尖瓣反流加重导致严重心力衰竭而需瓣膜修补或更换的报道，在术中及术后随访时仍应密切关注三尖瓣反流情况。三尖瓣关闭不全时，查体可发现颈静脉怒张伴收缩期搏动，胸骨左缘可闻及高调、吹风样收缩期杂音，超声心动图可明确诊断并判断反流程度。

植入过程中，操作递送系统通过三尖瓣时应动作轻柔，避免对三尖瓣的直接损伤。在植入位点的选择上，尽管植入心尖部可能减少三尖瓣反流风险，但可能增加心脏穿孔风险，仍不作为首选；尽量将无导线心脏起搏器放置在远离三尖瓣环的右室间隔部或未来开发更短的装置可能可以预防术后三尖瓣反流加重。在植入术后 3 个月、半年及一年随访时应行心脏超声检查，评估三尖瓣反流情况，如有出现严重反流而致右心衰的情况，应给予利尿药为主的药物治疗，若药物不能缓解，则须考虑介入或外科行三尖瓣成形术，甚至考虑移除无导线心脏起搏器。

四、心律失常

除了植入后无导线心脏起搏器脱位或微脱位（见后文）可以继发患者心律失常外，心律失常也可能在递送系统的放置、Micra 的释放、牵拉试验、拴绳移除期间发生。缓慢心律失常和快速心律失常均可能发生。

缓慢心律失常通常是由于递送工具影响到心脏传导系统而引起的。当术者操作递送系统跨过三尖瓣时，递送系统的头端可能接触房间隔区域中的房室结，这可能会导致一过性的房室传导阻滞；当头端接触到高位室间隔，特别是右束支时，可能发生一过性的右束支传导阻滞。缓慢性心律失常通过 12 导联心电图及 Holter 可简单判断，一般不需要特殊处理。如果患者已有左束支传导阻滞，则可能导致一过性的左右束支传导阻滞，这可能导致心脏停搏，导管手术室应该准备紧急抢救的预案。对于存在左束支传导阻滞的患者，可从左股静脉放置临时起搏电极，或者放置除颤贴片并且在植入开始之前能够确保进行外部起搏，以防止心脏停搏。

与经静脉植入电极一样，在植入过程中，心脏可能会对递送系统或 Micra 发生反应，伴有一过性的室性心动过速。在极少数情况下，在植入期间可能发生室速甚至发生室颤。通过 12 导联心电图及 Holter 可发现快速性心律失常。

对于快速性心律失常，建议在 Micra 植入术中使用体外除颤器，以便在需要时能够治疗任何可能发生的心律失常。

五、股神经损伤

曾有人报道了 Micra 植入术中股神经损伤的罕见并发症[7]。股神经是与股静脉相伴行的，而 Micra 传送鞘管粗达 27F 且质地较硬，因此在将传送鞘管置入股静脉后，可能使弯曲的股静脉过度扩张及矫直，从而导致股神经受到压迫与过度伸展，患者表现为大腿前侧面的撕裂样剧烈疼痛，压迫时间长可能导致永久性股神经损伤而影响患者术后生活质量。

对于瘦小的患者，要特别警惕这种罕见并发症的可能，术前行股静脉超声及造影可精确测量股静脉直径，但无法准确判断其三维弯曲程度，股静脉三维 CT 重建可以准确了解股静脉的大小及三维解剖结构，有助于预判股静脉是否可容纳 Micra 传送鞘管。如果术中患者主诉大腿撕裂样痛，术者应考虑到股神经压迫的可能性，可以迅速准确进行植入以将永久性神经病变的风险降至最低，或者撤回鞘管，确定症状是否缓解，并改为传统的经静脉起搏器植入。

六、栓塞并发症

较粗的 Micra 传送鞘管内部易于形成血栓，术中股静脉穿刺损伤及术后卧床等因素可能导致下肢深静脉血栓形成，严重时可致肺栓塞而危及患者生命，故术中规范操作及抗凝治疗非常重要。术中置入 Micra 传送鞘管后，需要回抽 35 mL 血液弃除，再推注 50 mL 肝素盐水冲洗鞘管，然后连接加压肝素盐水袋，以每秒 2～3 滴持续滴注；同时根据体重静脉注射肝素，常规 50 U/kg。术后局部加压包扎止血须松紧适度，卧床 6～8 h 后，鼓励患者尽早下床活动以避免深静脉血栓形成。

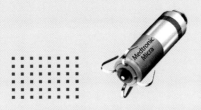

第二节　无导线心脏起搏器相关并发症

一、脱位与微脱位

无导线心脏起搏器在植入后发生的任何形式的位置变化都称为脱位，脱位可带来无导线心脏起搏器的起搏和/或感知功能障碍，甚至有报道称 Micra 在植入后脱位，可随血流迁移至肺动脉而导致肺动脉栓塞[8]，因此无导线心脏起搏器脱位是一种有潜在致命风险的并发症。微脱位一般指影像学检查难以发现无导线心脏起搏器有明确的位置变化，但有起搏阈值明显升高和/或感知功能异常。无导线心脏起搏器的起搏模式为 VVI/VVIR，脱位/微脱位引起的常见起搏异常是失夺获，即起搏器的输出能量不能激动心室肌，无法形成夺获，心电图表现为虽有心室脉冲起搏信号，但其后无相应的 QRS 波。起搏器脱位/微脱位还可导致感知不良，表现为起搏器的感知器对自身的 QRS 波群不能感知或间断不能感知，在自身的 QRS 波群内或其后的不同时间出现刺激信号，并与自主心律发生竞争，若此脉冲信号落在自身 QRS 波的不应期内，则发生功能性失夺获；若落在自身 QRS 波的不应期外，则可夺获心室，产生"不该有"的心室起搏，尤其值得注意的是，感知不良时有可能起搏脉冲刚好落在自身的

T波上，从而诱发室速室颤造成严重后果。

无导线心脏起搏器脱位/微脱位可通过体表心电图、Holter观察是否有起搏异常或感知不良来间接识别；通过起搏器程控，可记录到起搏阈值、感知及阻抗的突然改变，亦有助于判断脱位/微脱位；通过正位及侧位胸片可直接提示起搏器有无位置改变，所以术后即刻保留多个体位的起搏器X线影像非常重要。无导线心脏起搏器脱位可造成肺动脉栓塞，快速进行多排螺旋CT肺动脉血管造影可显示起搏器脱位的准确位置，由于栓塞的肺动脉分支血流减少，可见相应肺的区域高度透明。无导线心脏起搏器脱位/微脱位引起的起搏异常及感知不良可分别通过程控调节输出能量及感知敏感度进行处理，若程控起搏器参数问题无法解决，则须考虑取出无导线心脏起搏器，再次植入或改为植入传统心脏起搏器。

二、起搏器综合征

起搏器综合征是指起搏器植入后由于血流动力学及电生理学方面的异常而引起的一组临床综合征，一般由VVI/VVIR起搏模式所引起，其主要机制为右室起搏时房室及双心室收缩失同步，导致心输出量下降。由于不同个体之间心脏代偿能力不同，临床表现不尽一致，患者多出现头晕、眩晕、胸闷、乏力、气短甚至晕厥等症状及低血压、肺部啰音、颈静脉怒张、心音变化及心脏杂音等体征。如果患者植入无导线心脏起搏器后出现上述症状和体征，在排除起搏器功能障碍后需怀疑起搏器综合征的可能。这时可通过超声心动图、右心导管等检查观察心室起搏时是否出现血流动力学指标异常，如动脉压和心输出量下降，肺毛细血管楔压及右房压明显上升等，而停止起搏后症状及血流动力学指标改善，则可诊断为起搏器综合征。目前国内临床所用的无导线心脏起搏器均为VVI/VVIR单腔模式，理论上可能在植入后出现起搏器综合征，虽然从Micra上市前的临床研究结果来看，出现起搏器综合征的病例极为少见。

在植入无导线心脏起搏器之前，通过临时起搏电极起搏右心室，如果右室起搏时血压降低 20 mmHg 以上则预示有可能发生起搏器综合征，这类患者可建议植入传统双腔起搏器。部分植入后出现起搏器综合征的病例，通过下调下限频率而降低起搏比例，可能部分缓解症状。如果症状严重而影响患者生活质量，则需考虑取出无导线心脏起搏器，再植入传统双腔心脏起搏器，目前罕有此类病例报告。今后双腔模式的无导线心脏起搏器的发展，有助于解决这一临床问题。

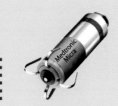

第三节　无导线心脏起搏器的移除

　　无导线心脏起搏器的移除有"取出（Retrieval）"和"拔除（Extraction）"两种情况。通常认为器械完全被组织包裹前的移除为"取出"，而器械完全被组织包裹后的移除为"拔除"。器械的拔除一般需要特殊工具的帮助。无导线心脏起搏器的移除又可分为急性期移除（<6周）和慢性期移除（≥6周）[9]；植入同一天内移除者称为即时移除，植入至少1天后的移除为延迟移除[10]。无导线心脏起搏器急性期移除的原因包括术中起搏器阈值过高等参数异常、器械脱位、器械故障或无法遥测、感染等。慢性期移除的原因包括电池寿命终止、器械故障或无法遥测等。动物实验和人体无导线心脏起搏器移除经验均显示了无导线心脏起搏器移除的可行性和安全性[10]。无导线心脏起搏器固定机制、植入部位、植入时间、组织粘连包裹程度和术者技术经验等均可以影响无导线心脏起搏器移除的成功率。由于慢性期移除时器械可能被心脏组织包裹，移除的难度较大，成功率较急性期移除低，但总体成功率仍处在较高水平[9]。如果是慢性期的移除，术前需要经食管超声、心腔内超声和通过递送系统注射造影剂来确定Micra被心脏组织包裹的程度。理论上来说，取出和拔除的步骤是相同的，下面以取出为例讲解无导线心脏起搏器的移除方法。

一、使用 Micra 递送系统取出

如果使用 Micra 递送系统取出，需要未打开的 Micra 递送系统、匹配的圈套器（Snare），圈套器长度≥175 cm，直径≤3 Fr，≥7 mm loop：①迈瑞通Onesnare（型号：ONE701 or ONE700）。②美敦力（柯惠）EV3 圈套器（型号：SK700orSK701）。

手术操作步骤：

1. 将器械模式程控为"器械关闭"模式或"OVO"模式。

2. 与 Micra 植入过程类似，首先将 Micra 传送鞘管置入股静脉。

3. 准备 Micra 递送系统。如果使用的是新的 Micra 递送系统，首先将拴绳剪断后，把 Micra 从递送系统头端移除；如果打算植入一个新的 Micra，可以将新的 Micra 植入之后，再用空的递送系统取出旧的 Micra。

4. 将圈套器包装打开，取出圈套器鞘管和圈套器。

5. 确认拴绳锁位于"解锁"的状态，回收锥伸出递送系统。

6. 将圈套器鞘管的尾端从递送系统回收锥端插入，直到能在递送系统的手柄端看见圈套器尾端；如果是将圈套器的头端插入递送系统手柄，则医生可能需要助手的帮助，来协助其将圈套器稳定住。

7. 将器械取回圈套器插入递送系统（图 8-2）。

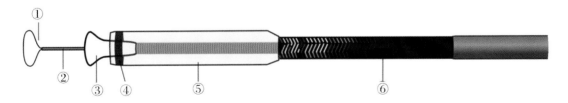

①圈套器的环；②圈套器的鞘管；③回收锥；④器械杯的Marker；⑤器械杯；⑥递送系统鞘管

图 8-2　插入递送系统的器械取回圈套器示意图

8. 将包含有圈套器的 Micra 递送系统插入 Micra 传送鞘管，向前推送至右

心房；注意：不要将递送系统上的拴绳锁锁定，否则可能损坏圈套器。

9. 调弯递送系统，并将其送入植入的 Micra 附近；如果可能，用器械杯套住 Micra 的近端；如果无法器械杯套住 Micra，则把器械杯尽可能地靠近 Micra 近端，这样可以避免操作时的动作让 Micra 和递送系统互相移动；如果需要将递送系统调整弯度以便更靠近 Micra，须确保回收锥在器械杯内。

10. 放大影像以使圈套器更清晰地呈现，可以采用电影模式。

11. 在影像下观察，推送圈套器往前，利用圈套器的环抓住 Micra 尾端的"回收装置"（图 8-3）。可以尝试在多个角度下进行此操作。

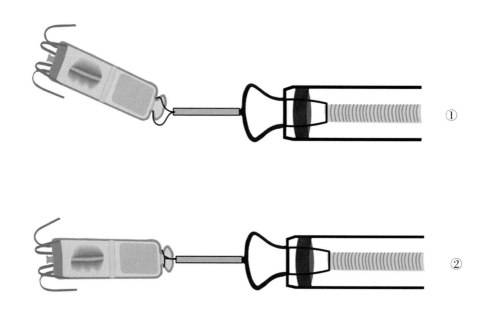

①圈套器的环抓住Micra尾端的"回收装置"；②圈套器的环收紧以确保将器械套牢

图 8-3 圈套器捕捉并套牢 Micra 的示意图

12. 使圈套器和 Micra 同轴，保持导丝往前的一定压力，以确保圈套器套住 Micra。

13. 往前推送圈套器的鞘管，从而使圈套器的环牢牢抓住 Micra。千万不要往后拉圈套器，要使其保持稳定。

14. 一旦圈套器抓住 Micra 尾端回收装置，收紧套住器械的圈套器环以确保其已将器械套牢，再将回收锥推送至器械杯外。

15. 向前推送器械杯，使 Micra 收进其内；与此同时，需保持圈套器足够的张力。

16. 把圈套器捕获的 Micra 从传送鞘管内取出。

二、用圈套器重新定位 Micra

1. 在取出后重新定位与初次植入时的重新定位类似，但应采用圈套器而不是拴绳来进行牵拉试验。

2. 向前推送递送系统至右心室新的位置，在保证前部有足够压力的情况下释放 Micra。

3. 轻柔地向前推送圈套器（不是圈套器鞘管），从而使递送系统远端和 Micra 分离。

4. 用圈套器进行牵拉试验，在电影模式下逐帧观察是否有 2 个固定翼固定于心肌内。

5. 进行电学参数的测试。

6. 慢慢地将圈套器和圈套器鞘管移除出递送系统。

7. 移除穿刺鞘管，关闭缝合伤口。

三、不使用 Micra 递送系统取出

1. 所需物品　如果不使用 Micra 递送系统取出，则需要：

（1）12～18 F 的穿刺鞘：放置于 Micra 传送鞘管内以减少尾端的出血。

（2）可调弯的鞘管：①St. Jude 可调弯鞘管，例如 Agilis 鞘（71 cm），大弯、双方向可调。②8 F 的诊断导管。

（3）更大直径的圈套器，最小 20mm（单个或 3 个圈）。

这种情况下 Micra 在取出跨过三尖瓣时，固定翼是张开的。如果 Micra 位于递送系统难以接近的位置，或者医生采用大于 7 mm 的圈套器，则倾向采用此方法。

2. 利用可调弯鞘管（Agilis）取出

（1）与 Micra 植入过程类似，首先将 Micra 传送鞘管置入股静脉。

（2）将 14～18 F 穿刺鞘管插入 Micra 传送鞘管以减少出血。

（3）将 Agilis 可调弯鞘管（或者匹配的工具）插入 Micra 传送鞘管。

（4）把圈套器和圈套器鞘管送入 Agilis 鞘。

（5）在影像下，向前推送可调弯鞘，尽量使其接近 Micra 的近端。

（6）用圈套器抓住 Micra 尾端的回收装置。

（7）一旦抓住 Micra 尾端的回收装置，收紧圈套器并将整个系统拉出。

（8）移除 Micra 传送鞘管并止血，或植入新的 Micra。

3. 用诊断导管取出

（1）与 Micra 植入过程类似，首先将 Micra 传送鞘管置入股静脉。

（2）将 14～18 F 穿刺鞘管插入 Micra 传送鞘管以减少出血。

（3）在 Micra 传送鞘管内有 0.89 mm 导丝引导的情况下，插入诊断导管。

（4）推送诊断导管使其跨过三尖瓣，记住必须要有软导丝的引导。

（5）在影像观察下，使诊断导管尽可能地靠近 Micra 的近端，移除软导丝。

（6）将圈套器和圈套器鞘管插入诊断导管。

（7）用圈套器抓住 Micra 尾端的回收装置。

（8）一旦抓住 Micra 尾端的回收装置，收紧圈套器并将整个系统拉出 Micra 传送鞘管。

（9）移除 Micra 传送鞘管并止血，或者植入新的 Micra。

参考文献

［1］ EL-CHAMI M F，AL-SAMADI F，CLEMENTY N，et al. Updated performance of the Micra transcatheter pacemaker in the real-world setting：a comparison to the investigational study and a transvenous historical control ［J］. Heart Rhythm，2018，15（12）：1800-1807.

［2］ KOAY A，KHELAE S，WEI K K，et al. Treating an infected transcatheter pacemaker system via percutaneous extraction ［J］. HeartRhythm Case Rep，2016，2（4）：360-362.

［3］ GARWEG C，VANDENBERK B，JENTJENS S，et al. Bacteraemia after leadless pacemaker implantation ［J］. J Cardiovasc Electrophysiol，2020，31（9）：2440-2447.

［4］ EL-CHAMI M F，SOEJIMA K，PICCINI J P，et al. Incidence and outcomes of systemic infections in patients with leadless pacemakers：data from the Micra IDE study ［J］. Pacing Clin Electrophysiol，2019，42（8）：1105-1110.

［5］ BEURSKENS N E G，TJONG F V Y，DE BRUIN-BON R H A，et al. Impact of leadless pacemaker therapy on cardiac and atrioventricular valve function through 12 months of follow-up ［J］. Circ Arrhythm Electrophysiol，2019，12（5）：e007124.

［6］ HAI J J，MAO Y，ZHEN Z，et al. Close proximity of leadless pacemaker to tricuspid annulus predicts worse tricuspid regurgitation following septal implantation ［J］. Circ Arrhythm Electrophysiol，2021，14（5）：e009530.

［7］ BABA M，YOSHIDA K，YAMADA K，et al. Potential compression neuropathy of the femoral nerve caused by the delivery sheath of a transcatheter leadless pacemaker ［J］. HeartRhythm Case Rep，2019，5（6）：317-320.

［8］ VALENTE T，BOCCHINI G，BIGAZZI M C，et al. First multi-detector computed tomography evidence of transcatheter pacing system migration and embolization into the pulmonary vasculature ［J］. Korean J Thorac Cardiovasc Surg，2020，53（5）：

310－312.

［9］ REDDY V Y，MILLER MA，KNOPS R E，et al. Retrieval of the leadless cardiac pacemaker：a multicenter experience ［J］. Circulation Arrhythmia and electrophysiology，2016，9 (12)：e004626.

［10］ LI J，HOU W B，CAO M K，et al. Safety and efficacy of leadless pacemaker retrieval ［J］. J Cardiovasc Electrophysiol，2019，30 (9)：1671－1678.

（张泽盈　吴智鸿）

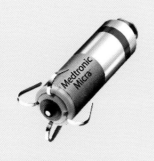

第九章
无导线心脏起搏器植入经典病例及挑战性病例实战攻略

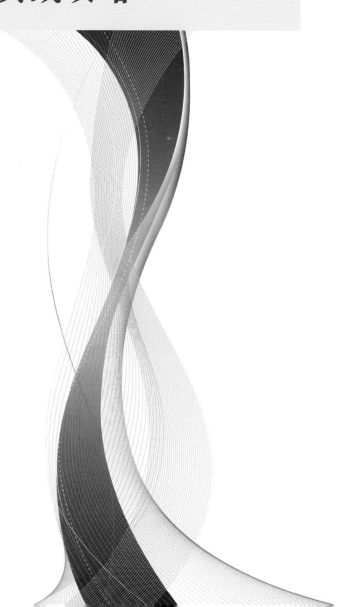

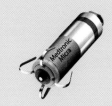

第一节　无导线心脏起搏器植入经典病例

一、上腔静脉段闭塞植入无导线心脏起搏器

【病史摘要】

患者，男，45岁。因反复晕厥2年，胸闷气促半年，加重2天入院。

入院2个月前曾于外院尝试行传统心脏起搏器植入术未成功，术中造影提示双侧锁骨下静脉、右颈内静脉至上腔静脉段闭塞（图9-1A和图9-1B）。

既往有艾滋病病史10余年。

专科体格检查：脉搏40次/min，血压125/58 mmHg，颈静脉无充盈，双肺未闻及干湿啰音，心界不大，心率40次/min，律齐，无病理性杂音，双下肢无浮肿。

辅助检查：

心电图：三度房室传导阻滞，交界性逸搏心律。

心脏彩超：各房室腔大小正常，LVEF 55%。

双下肢静脉彩超：双下肢静脉形态结构正常，其内未见异常回声，彩色多普勒示管腔内血流连续完整，未见异常血流信号。

术前诊断：

1. 心律失常　三度房室传导阻滞，交界性逸搏心律。

2. 双侧锁骨下静脉、右颈内静脉至上腔静脉段闭塞。

3. 艾滋病。

【手术经过】

局部麻醉后穿刺双侧股静脉，置入导丝，沿导丝送入 6F 血管鞘，造影证实鞘管在右股静脉内且下腔静脉通畅后置入长导丝（图 9-1C），经左侧股静脉途径置入临时起搏电极；沿长导丝依次送入 8F、12F、16F 血管鞘扩张右股静脉穿刺点后，送入 27F Micra 传送鞘管至右房，经鞘管送入 Micra 递送系统到右房，轻柔操作跨越三尖瓣后将 Micra 定位于低位室间隔部位（图 9-1D）。释放 Micra 后测试起搏参数良好，行牵拉试验证实 Micra 固定牢固后再次测试起搏参数良好（图 9-1E 和图 9-1F），起搏阈值 0.9 V/0.24 ms，阻抗 700 Ω，感知 8.0 mV，解除拴绳后退出递送系统和血管鞘，8 字形缝合右股静脉穿刺点皮肤，结束手术。

【专家点评】

传统永久起搏系统包括电极导线和脉冲发生器，电极导线通过静脉（通常为锁骨下静脉、头静脉或颈内静脉）走行于血管中并固定于右心室腔内，另一端与脉冲发生器相连并埋植于皮下囊袋内。通过锁骨下静脉穿刺植入传统永久起搏器具有穿刺成功率高、导线所通过的皮下隧道短、导线可与脉冲发生器共用切口等优势，因此传统心脏起搏器的植入多选用锁骨下静脉入路。除锁骨下静脉外，头静脉和颈内静脉也是可选入路。

该患者明确诊断为三度房室传导阻滞，有晕厥史，故具有置入起搏器的 I 类适应证。然而该患者在传统心脏起搏器植入手术中发现双侧锁骨下静脉闭塞、右颈内静脉至上腔静脉段闭塞，这使得经锁骨下静脉、头静脉或颈内静脉植入传统心脏起搏器难以实现。锁骨下静脉狭窄闭塞常见于长期静脉置管或曾植入多根电极导线的患者，而本例患者无类似病史，这一情况较为罕见。有研究报道艾滋病患者有更高的血栓形成概率[1,2]，该患者有 10 余年艾滋病病史，故其静脉狭窄闭塞可能继发于血栓性静脉炎。既往对此类患者的处理策略可以

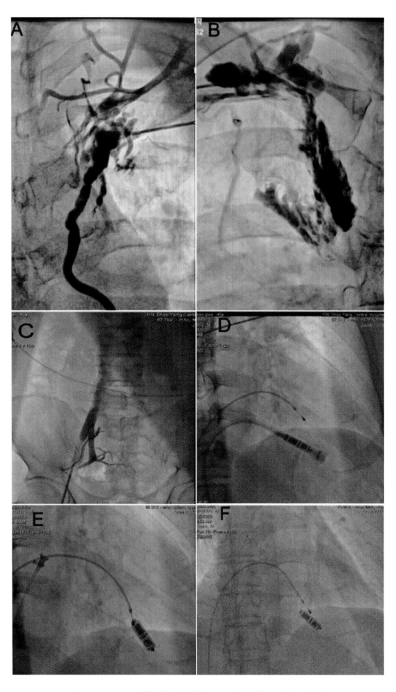

图 9-1 上腔静脉段闭塞植入无导线心脏起搏器

图 A 及图 B 示双侧锁骨下静脉、右颈内静脉至上腔静脉段严重狭窄闭塞，侧支循环形成；图 C 示右股静脉及下腔静脉造影示血管无扭曲狭窄；图 D 示 Micra 定位；图 E 示 Micra 释放；图 F 示 Micra 植入后最终形态。

（图片来源：中南大学湘雅三医院叶飞，邵阳市中心医院贺琳）

考虑经下腔静脉、肝静脉或心外膜途径植入，对于没有完全闭塞的血管可以尝试扩张狭窄段静脉后植入导线。但这些策略存在以下缺点，如经下腔静脉或肝静脉途径植入传统心脏起搏器后需要将起搏器囊袋置于腹部，不利于起搏器保护；肝静脉穿刺或上腔静脉球囊扩张风险较大；心外膜途径需要全身麻醉下开胸手术，创伤大且心外膜导线易出现远期阈值升高等。对此类患者，无导线心脏起搏器不需经传统心脏起搏器常用的静脉入路，而是通过股静脉－下腔静脉－右心房－右心室的途径植入，无电极导线且无须制作囊袋，规避了上述处理策略的风险，无疑是一个最好的选择。

此外，在体内有经静脉电极、相关血管内有遗留的线路或接口、患者需要保留静脉通路、血管内血栓形成等情况下，术者也可考虑采用无导线心脏起搏器替代传统心脏起搏器进行治疗。

二、传统心脏起搏器囊袋感染高风险患者植入无导线心脏起搏器

【病史摘要】

患者，男，56 岁。因反复晕厥 3 次入院。

专科体格检查：心前区无隆起，心尖搏动位于第 5 肋间左锁骨中线内 0.5 cm，未触及细震颤，心界无扩大；心率 70 次/min，律齐，各瓣膜听诊区未闻及病理性杂音。

术前诊断：心律失常，阵发性三度房室传导阻滞，完全性左束支传导阻滞。

患者曾先后经历 4 次传统心脏起搏器植入术，均于植入后 3 个月左右出现囊袋破溃，首次囊袋破溃后尝试清创后将起搏系统深埋，其后均采用移除全部起搏装置，系统抗感染治疗后在对侧植入的标准心脏起搏器按感染流程处置，但均未能避免囊袋再次破溃（图 9-2），且该患者血培养、囊袋破溃处组织及移除的导线经反复多次细菌培养均为阴性。最终为患者植入无导线心脏起

搏器。

【手术经过】

局麻后成功穿刺左锁骨下静脉并置入临时起搏电极保护；切开右侧起搏器囊袋，移除整个起搏系统，局部清创缝合；局麻下成功穿刺右股静脉，经血管鞘送入超硬导丝至上腔静脉，沿超硬导丝用14～18F扩张鞘逐级扩张右股静脉后，将27F Micra传送鞘管送入至右房，经鞘管将Micra递送系统送入至右房，轻柔操作递送系统跨过三尖瓣环后将Micra定位于右室间隔中下部，释放Micra并行牵拉试验证实其固定牢固，测试参数示起搏阈值0.50 V/0.24 ms，感知R波高度＞5.0 mV，阻抗780 Ω；剪断拴绳并撤出血管鞘与递送系统，荷包缝合右股静脉穿刺处。

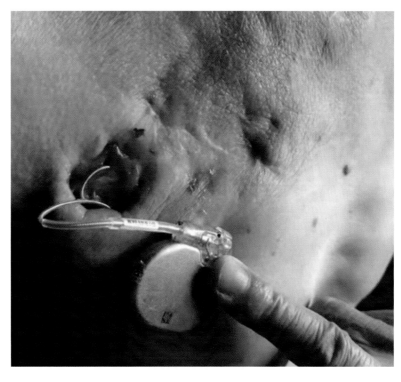

图 9-2　传统心脏起搏器囊袋感染

【专家点评】

起搏器感染发生概率为0.5%～2%，而在高危患者中发生率进一步增高。除了植入复杂起搏装置及更换时升级起搏装置而额外植入新的导线外，文献报

无导线心脏起搏器——技术要点与实战攻略

道既往囊袋感染史是最主要的起搏器感染危险因素，因此针对此类患者应采取积极充分的措施预防再次感染。2021 版欧洲心脏病学会（European Society of Cardiology，ESC）起搏指南推荐采用术前 30～60 min 内预防使用抗生素、使用氯己定消毒皮肤、手术结束时用生理盐水冲洗囊袋等措施以预防感染[3]。起搏器过敏更加罕见，表现为植入起搏系统后囊袋变硬、变脆；无明显红肿痛，但局部皮肤反复破溃、切口不愈合，也无发热和白细胞升高等全身感染征象，分泌物病原学培养多为阴性。过敏的原因可能与导线材料聚氨酯/硅胶或者起搏器金属外壳成分有关。囊袋组织病检可能见到嗜酸性粒细胞浸润。起搏器过敏时可尝试将起搏器深埋于胸大肌，再加用小剂量糖皮质激素治疗；也可以用聚四氟乙烯膜包裹起搏器。

本例患者多次起搏器植入术后囊袋破溃，更换全套起搏系统于对侧重新植入仍不能避免，而病原学培养均为阴性。该患者囊袋感染或起搏器过敏均有可能是导致其囊袋破溃的原因。无导线心脏起搏器无须制作囊袋，完美规避了再次发生囊袋破溃的风险，为此类患者提供了最佳解决方案。

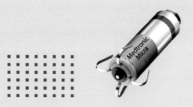

第二节 无导线心脏起搏器植入挑战性病例

一、小心脏植入无导线心脏起搏器

【病史摘要】

患者，女，88岁。因反复胸闷气促10余年，头晕4个月入院。

专科体格检查：心前区无隆起，心尖搏动位于第5肋间左锁骨中线内0.5 cm，未触及细震颤，心界无扩大；心率44次/min，律不齐，各瓣膜听诊区未闻及病理性杂音。

辅助检查：

动态心电图：平均心率56次/min，最慢心率38次/min；有599次大于2 s停搏，其中最长的停搏4.34 s；房性早搏6675个；阵发性房性心动过速51个。

经胸超声心动图：LV 42 mm，LA 44 mm，RV 24 mm，RA 25 mm，EF 62%。左房增大，主动脉瓣轻度反流，左室收缩功能正常范围，舒张功能轻度减低，心律失常。

术前诊断：

1. 心律失常　病态窦房结综合征（窦性停搏）。

2. 冠心病　心功能Ⅱ级。

【手术过程】

局部麻醉后穿刺右股静脉，置入 6F 血管鞘，造影证实鞘管在股静脉内且下腔静脉通畅后置入长导丝，沿导丝送入 27F Micra 传送鞘管至右心房，经鞘管送入 Micra 递送系统到右房，轻柔操作跨越三尖瓣环后将 Micra 定位于右室低位间隔部（图 9 - 3A）。释放 Micra 后测试起搏参数良好（图 9 - 3B），行牵拉试验证实其固定牢固后再次测试参数良好（图 9 - 3C 和图 9 - 3D），起搏阈值 0.38 V/0.24 ms，感知 9.7 mV，阻抗 870 Ω，解除拴绳后退出递送系统和血管鞘，8 字形缝合皮肤，压迫止血后加压包扎。

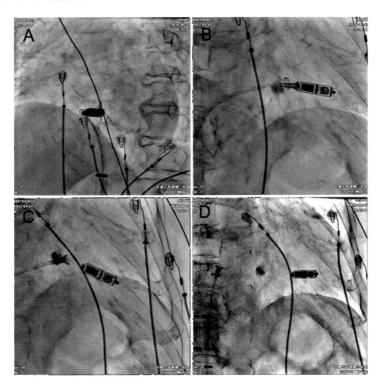

图 9 - 3 小心脏（RV 24 mm、RA 25 mm）植入无导线心脏起搏器

图 A 示 Micra 定位；图 B 示 Micra 释放；图 C 示牵拉试验；图 D 示 Micra 植入后最终形态。

【专家点评】

该患者术前心脏彩超提示右心偏小（RV 24 mm、RA 25 mm）。Micra 无导线心脏起搏器植入的路径为股静脉—下腔静脉—右心房—右心室，较小的右房右室为手术操作本身带来了一定难度。通过传送鞘管将 Micra 递送系统送入至下腔静脉与右心房交界处时，需控制手柄改变引导鞘管的方向，接着继续送入递送系统，使 Micra 递送系统轻柔跨过三尖瓣并准确定位使 Micra 朝向室间隔方向，为释放 Micra 至室间隔侧做好准备。在偏小心腔中操作时鞘管活动空间有限，尤其应注意动作轻柔，避免误伤瓣膜、心内膜或心肌，进而避免严重并发症的发生。

笔者所在中心植入经验提示，低体重的老年女性患者往往右心偏小，同时也是心脏穿孔的高危患者，为这类患者植入无导线心脏起搏器需格外小心，同理为儿童患者植入 Micra 无导线心脏起搏器时也需关注上述问题。

二、双侧股静脉狭窄植入无导线心脏起搏器

【病史摘要】

患者，男，70 岁。因活动后气促、乏力 3 年，加重 2 个月入院。

专科体格检查：心尖搏动位于第 5 肋间左锁骨中线内 0.5 cm，心界无扩大。心率 40 次/min，律欠齐，心尖区可闻及 2/6 级收缩期吹风样杂音，双下肢轻度浮肿。

辅助检查：

心电图：心房纤颤伴缓慢心室率，最慢心率 36 次/min。

经胸超声心动图：LV 49 mm，LA 55 mm，RV 40 mm，RA 43 mm，EF 58%。左房、右心增大；升主动脉增宽，主动脉瓣钙化；二尖瓣轻度反流，三尖瓣轻一中度反流；左室收缩功能测值正常范围。

术前诊断：

1. 心律失常，持续性心房纤颤伴缓慢心室率，双房扩大，心功能 Ⅱ 级。

2. 高血压病 2 级，很高危组。

3. 慢性阻塞性肺疾病。

【手术过程】

局部麻醉下常规部位穿刺股静脉，多次尝试右侧和左侧股静脉均穿刺不成功，遂尝试超声引导下穿刺，超声见双侧股静脉近端显著狭窄；穿刺右侧颈内静脉后引入超滑导丝，经导丝送 MP 导管先后至左右侧股静脉，造影显示双侧股静脉近端明显狭窄闭塞（图 9 - 4A 和图 9 - 4B）；在造影指导下成功穿刺右股静脉闭塞处近心端（图 9 - 4C），引入加硬长导丝，依次使用 8F、16F 和 23F 导管扩张后，送入 Micra 传送鞘管至右心房，沿鞘管送入 Micra 递送系统

至右心房，轻柔操作通过三尖瓣后将 Micra 定位于低位室间隔部，释放 Micra 并测试参数良好，再行牵拉试验证实固定良好后再次测试起搏阈值 0.38 V/0.24 ms，感知 8 mV，阈值 1100 Ω（图 9 - 4D 和图 9 - 4E）。剪断拴绳，退出所有鞘管，8 字形缝合并加压包扎穿刺点。术后一般情况良好，下肢股静脉穿刺处无明显渗血。

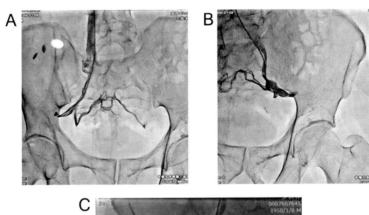

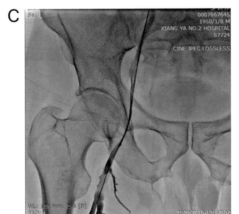

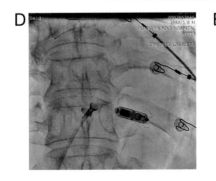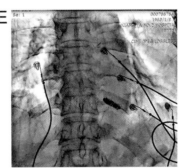

图 9 - 4　双侧股静脉狭窄植入无导线心脏起搏器

图 A 和图 B 示经颈内静脉 MP 管造影显示双侧股静脉近端明显狭窄闭塞；图 C 示血管造影指导下成功穿刺右侧股静脉；图 D 和图 E 示牵拉试验证实 Micra 固定良好并于低位间隔部释放。

【专家点评】

该患者为老年男性，有持续性房颤病史多年且心房显著扩大，预计节律控制效果差，故不考虑行房颤导管消融术。患者心电图提示房颤伴缓慢心室率，故有起搏器植入指征。多个无导线心脏起搏器相关指南或专家共识推荐永久性房性心律失常伴心动过缓的患者可优先考虑使用无导线心脏起搏器，最新的美国心律学会（Heart Rhythm Society，HRS）指南建议，预计起搏比例低的病窦综合征（例如窦性停搏）和房室传导阻滞患者也可以考虑植入 VVIR 型起搏器[4]。该患者诊断为持续性心房纤颤伴缓慢心室率，故适合无导线心脏起搏器植入。

无导线心脏起搏器植入装置设计为通过股静脉－下腔静脉－右心房－右心室途径将起搏器送至目标位置，大大减少了传统心脏起搏器植入过程中锁骨下静脉穿刺带来的一系列并发症[5]。无导线心脏起搏器植入所使用的鞘管较粗，通过股静脉植入是较为安全的选择。一般根据术者的操作习惯，优先选择右侧股静脉入路，如果右侧股静脉穿刺困难或有狭窄闭塞病变，亦可选择左侧股静脉入路，根据笔者所在中心的经验，经左侧股静脉入路基本不影响 Micra 植入操作。在该病例中，双侧股静脉常规部位穿刺均不成功，经颈内静脉送入 MP 导管造影示双侧股静脉近端闭塞病变，最终在血管造影指导下成功穿刺右股静脉，其穿刺点位于闭塞处近心端，显著高于常规股静脉穿刺点。该病例提示遇到股静脉穿刺困难时，经颈内静脉血管造影可协助更加安全地完成股静脉穿刺。本例患者亦可选择经颈内静脉途径植入 Micra，但是经颈内静脉植入 Micra 属于非常规操作，手术难度大，风险亦较高，多需要全身麻醉及血管切开，同时需要评估颈内静脉直径是否满足 27F 鞘管植入。此外，本例病例也提示手术前在条件允许的情况下可以对相关血管条件进行评估，如股静脉－下腔静脉超声或 CTA 等，如有异常发现可提前准备手术对策。

三、无导线心脏起搏器拔除回收

【病史摘要】

患者，女，82 岁。因反复心悸胸闷伴黑蒙 2 个月，加重 1 天入院。

专科体格检查：心前区无隆起，心尖搏动位于第 5 肋间左锁骨中线内 0.5 cm，未触及细震颤，心界无扩大。心率 98 次/min，律不齐，S1 强弱不等，各瓣膜听诊区未闻及病理性杂音。

辅助检查：

心电图（入院时）：心房纤颤伴快速心室率。

心脏彩超：LVD 40 mm，LAS 37 mm，RVD 32 mm，RAS 26 mm，EF 68%。左房增大，室间隔与左室后壁稍增厚；二尖瓣轻－中度反流；左心室收缩功能正常，左室顺应性减退；心律不齐。

动态心电图：①窦性心律，阵发性房颤。②窦性停搏，过缓的交界性逸搏心律。③长 R-R 间期，最长达 9.736 s。④频发多源室性期前收缩，总数 14002 次，成对 5 次。⑤全程记录 ST-T 未见异常。

术前诊断：

1. 心律失常，病态窦房结综合征。

2. 高血压病 3 级，很高危组。

【手术过程】

局部麻醉后穿刺右股静脉，置入 6F 血管鞘，造影证实鞘管在股静脉内及下腔静脉通畅后置入长导丝；沿导丝依次扩张股静脉后送入 27F Micra 传送鞘管至右心房；经鞘管送入 Micra 递送系统至右房，轻柔操作跨越三尖瓣环后将 Micra 定位于低位室间隔部。在调整 Micra 固定位置、数次尝试回收和重新释放时牵引绳发生断裂，无法再次将 Micra 回收至递送系统内；沿递送系统送入抓捕器，在透视下用圈套器前端圈套套住 Micra 并收紧（图 9 - 5A、图 9 - 5B），再将 Micra 收回至递送系统中（图 9 - 5C），退出所有鞘管，穿刺点 8 字形缝合并加压包扎。术中术后患者生命体征无异常。

【专家点评】

　　无导线心脏起搏器 Micra 通过一环形拴绳与操纵手柄连接，在植入过程中可通过操作手柄将 Micra 回收至递送系统中，Micra 固定至满意位置后通过剪断并退出拴绳完成植入过程。本病例中因拴绳断裂，无法回收 Micra 及继续调整植入位置，不得不借助圈套系统将 Micra 取出。Micra 在尾端设计了便于抓捕回收的扣子样结构，可通过圈套器上的圈套套紧回收结构并回收 Micra（图9-5D）；此外，若回收圈套可套紧 Micra 其他部位（如本病例中套住 Micra 中段），也可小心将 Micra 收回至鞘管中并取出。

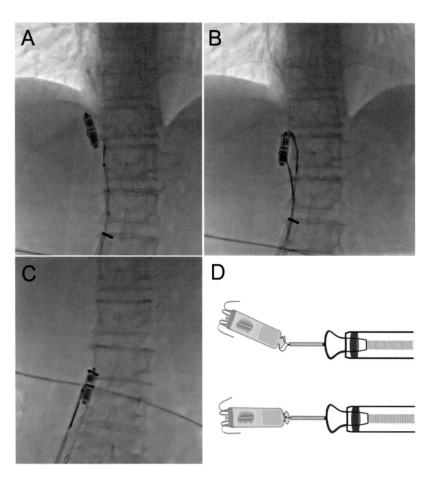

图 9-5　无导线心脏起搏器拔除回收

图 A 示圈套器抓捕 Micra；图 B 示收紧圈套；图 C 示 Micra 收回传送鞘管；图 D 为 Micra 回收示意图。其中上图示圈套器套住 Micra 尾端回收装置，下图示收紧圈套。

需将 Micra 取出的情况多见于 Micra 植入位置不满意但无法进一步调整、起搏器功能障碍、起搏器相关感染、起搏器电能耗竭等。Micra 通过四个弯钩形镍钛合金固定装置固定于心肌上,植入 Micra 后固定装置表面逐渐完成内皮化,因而理论上 Micra 植入后远期拔除较植入后短期内或植入后即刻拔除更加困难且造成的损伤更大。当然,植入 Micra 时间较长并非拔除禁忌,无论植入时间长短均有文献报道 Micra 成功拔除的病例。

取出 Micra 过程中需注意轻柔操作,尽量避免或减轻拔除 Micra 时对心肌的损伤及通过三尖瓣口时对三尖瓣造成的损伤。取出 Micra 后应密切关注患者是否有心肌损伤、瓣膜损伤及心包压塞等并发症。

四、经颈内静脉途径植入无导线心脏起搏器

目前临床常用经皮穿刺股静脉途径植入无导线心脏起搏器,股静脉入路操作简单,且更加符合介入医生的传统操作技术和习惯,但是并非所有的患者都适合股静脉入路。科莱克(Kolek)等人报道了首例经颈内静脉入路植入无导线心脏起搏器的患者[6],该患者为了预防栓塞而在下腔静脉置入滤器,因此无法经股静脉入路植入无导线心脏起搏器,遂改从颈内静脉途径植入。基于此经验,什迈拉(Shmail)等在 19 名患者中经颈内静脉入路植入无导线心脏起搏器,所有患者均植入成功且无血管和其他并发症,在后续随访中,19 例患者中有 18 例电学参数保持稳定[7]。

颈内静脉入路的手术过程如下:常规穿刺颈内静脉,可采用超声引导尽量避免误穿颈内动脉,入路部位用 6F 扩张器扩张,并将加硬钢丝引入下腔静脉;依次用 10F、14F 和 18F 扩张器预扩张穿刺部位后,置入 Micra 传送鞘管;经鞘管送入 Micra 递送系统,双平面透视下(RAO-45/LAO-45)轻柔操作递送系统跨过三尖瓣环进入右心室,用 LAO 投影确定间隔位置。为了最大限度避免对递送系统头端施加过大力量,递送系统须始终保持弯曲状态。在到达满意位置后,释放 Micra 并测试电学参数;如果参数满意,则通过牵拉试验证实 Micra 固定牢固;再次测试参数满意后剪断拴绳,取出递送系统及鞘管,缝合血管及入路部位皮肤。

尽管样本量不多，但这些结果提示颈内静脉入路是有效且安全的。虽然颈内静脉入路的操作要比股静脉入路复杂，但其也有独特优势，例如颈内静脉入路更容易接近间隔部位〔邦焦尼（Bongiorni）等发现非心尖起搏部位稳定性更好，因此间隔部现在是 Micra 的首选植入部位[8]〕；颈内静脉入路能避开希氏束和右束支区域，因此对于左束支传导阻滞的患者更加适用。

经颈内静脉途径植入无导线心脏起搏器目前存在以下问题：①首先应该强调的是，虽然已有文献报道颈内静脉入路是安全的，在股静脉入路不可行的患者，可以考虑采用颈内静脉入路，但经颈内静脉途径植入 Micra 仍属于非常规操作，并且因为经验和病例数较少，应仅在有充分必要且无其他优选策略时应用。②文献报道的颈内静脉入路多需要全身麻醉，且多数病例采用了血管切开技术，需要做好充分的术前准备，也需要超声评价颈内静脉直径是否满足 27F 鞘管植入的要求。③因颈内静脉比股静脉更直，所以经颈内静脉入路可能出现递送系统头端压力过大的风险，要避免此风险，术者应将递送系统保持弯曲状态，并使用多角度透视以确保装置始终处于间隔位置。④经颈内静脉途径植入后行牵拉试验时，Micra 的固定勾齿活动度不易观察，需要多角度多体位反复确认。⑤颈内静脉入路需要在患者头端完成操作，需要确保足够的操作空间，避免造成污染和器械掉落。术者也不可避免要接受较大剂量的放射线照射。

五、儿童植入无导线心脏起搏器

与成人房室传导阻滞的病因不同，儿童房室传导阻滞的病因多与遗传疾病或基因突变相关，文献报道相关的遗传基因突变有 SCN5、SCN1B、SCN10A、TRPM4 及 KCNK17 等。患有先天性心脏病的患儿可因心脏发育异常产生房室传导阻滞，同时继发于先心病手术的房室传导阻滞也较为常见[9]。植入起搏器可以有效地预防儿童心律失常造成的心源性猝死，儿童患者心脏起搏器植入的指征与成人大致相似。但儿童在植入传统心脏起搏器后，常常面临因生长发育导致起搏电极导线发生位移、感知不良、起搏失夺获甚至导线断裂等问题[10]。传统心脏起搏器植入术后患者短时间内需避免起搏器一侧的上肢大幅度运动，以预防电极导线脱位，但儿童患者有时难以遵循这一术后医嘱，导致电极导线脱位发生率高于成人。此外，起搏导线在儿童患者中引发血栓的风险更高，给患儿带来血栓性血管闭塞的风险[11,12]。心外膜起搏在预防因生长发育导致电极导线过短而脱位方面有一定优势，但存在手术创伤大且远期易出现阈值升高等缺点。综合考虑上述因素，尤其对低起搏比例的患儿而言，无导线心脏起搏器不失为一种更优的选择。

无导线心脏起搏器在儿童中应用的主要限制是 Micra 传送鞘管直径大，而体型较小的儿童患者很难经股静脉入路使用这些鞘管[13]。对于体型较小的儿童患者，术者需评估相比传统心脏起搏器或心外膜起搏，无导线心脏起搏器对于患者是否更具优势，还需评估血管情况并谨慎选择手术入路。例如柯尔特斯（Cortez）与加洛蒂（Gallotti）等都曾报道为体重低体型小（体重分别为 19 kg 与 18 kg）的患儿经颈静脉成功植入无导线心脏起搏器[14,15]。这两例患儿均因多器官系统疾病或无法耐受开胸手术而无法接受传统心脏起搏器植入或心外膜起搏。在对患儿血管条件进行评估后，两个团队均选择了通过管腔直径较大、可容纳 27F 鞘管（直径为 9 mm）的颈内静脉植入无导线心脏起搏器。颈内静脉入路为体型较小的患者植入无导线心脏起搏器提供了一个较为适合的入路选择，但也使手术难度有一定的提升，如为减少术后出血应尽量选择颈内静脉切开并在术后进行缝合；又因传送鞘管走行方向的原因，行牵拉试验时 Micra 勾齿移动不如经股静脉入路明显，较难判断起搏器固定状态等。

对于体型已经接近成年人的儿童患者，则可选用与成人类似的血管入路。国外已有多个团队报道经股静脉为儿童患者植入 Micra，具有令人满意的安全性与有效性[16]。

多个临床研究已经证实了无导线心脏起搏器在成人中植入的安全性和有效性，但迄今尚缺少儿童无导线心脏起搏器植入相关的大规模临床研究。无导线心脏起搏器在儿童中应用的另一个尚不明确的问题是无导线心脏起搏器的回收与更换，无导线心脏起搏器电池寿命为 10～15 年，这意味着患儿需要定期更换起搏器。当然随着患儿年龄增长体型接近成人后，也可以选择重新植入传统心脏起搏器。

六、右位心植入无导线心脏起搏器

右位心是指出生后心脏主体位于胸腔右侧，可能由先天性的心脏及大动脉发育异常所致，包括镜像右位心（也称真正的右位心）、右旋心和右移心三种类型（图9-6）。镜像右位心（图9-7）比较罕见，发病率为1/12000，多伴有内脏转位[17]，部分患者可合并其他心脏畸形，如房间隔缺损和室间隔缺损等，也可能伴有心动过缓而需要植入起搏器。雷吉布斯（Regibus）等报道了1例36岁男性右位心患者植入无导线心脏起搏器[18]，患者因感染性心内膜炎而需要拔除之前植入的起搏电极，考虑患者合并有右位心相关的解剖学问题，植入无导线心脏起搏器是一个合适的选择。在这个罕见又复杂的病例中，与传统起搏系统植入相比，植入无导线心脏起搏器具有以下优点：①无须囊袋和电极插入。②避免传统起搏系统相关感染。③无导线心脏起搏器植入手术损伤小且相对容易，可以避免复杂的解剖结构问题。

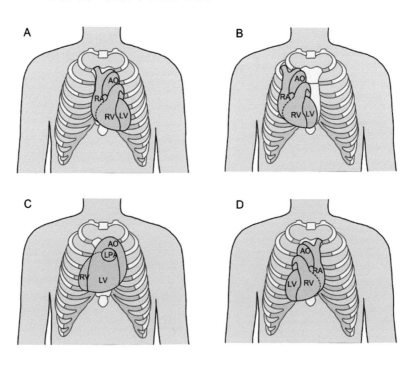

LV：左心室，RA：右心房，RV：右心室，AO：主动脉，LPA：左肺动脉

图9-6　右位心示意图

图A示正常心脏；图B示右移心；图C示右旋心；图D示镜像右位心。

对于右移心患者，无导线心脏起搏器也有重要意义。孔蒂（Conti）等人报告1例右侧全肺切除术后获得性右移心患者植入无导线心脏起搏器的病例[19]，该患者在右肺切除后出现了房颤以及心动过缓（心室率＜40次/min），胸片显示心脏明显右移（图9-6B），上肢静脉造影显示左右两侧静脉没有右心入路，因此该患者有植入无导线心脏起搏器的指征。右移心并非镜像对称移位，而是水平移位至右半胸，心脏长轴正常指向左侧。由于正常解剖关系的扭曲，以及病理过程造成移位和旋转引起的心脏结构准确位置的不确定性，右移心比右位心更具挑战性。虽然右位心患者植入无导线心脏起搏器需要随机应变的、非传统的操作，例如逆时针旋转而不是顺时针旋转来到达室间隔，但心脏结构之间的关系至少对操作者来说是固定的和可以预测的。右移心心尖仍然指向左边，但心脏在胸腔内向右移位会扭曲静脉连接以及血管、右房和右室之间的解剖关系，这种扭曲的解剖关系使得起搏器植入极具挑战性。艾哈迈德（Ahmad）等人的病例报道表明在该类患者中植入无导线心脏起搏器需要右室造影及经食管心脏超声的引导[20]，通过右室造影能够了解解剖结构并指导鞘管及递送系统的操作，而经食管超声在确定起搏器植入于间隔位置起着至关重要的作用。

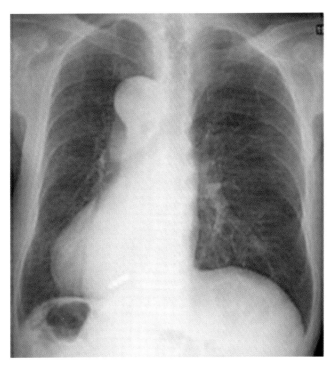

图9-7 镜像右位心

虽然经验很少，但这些研究表明，对于右位心或者右移心伴有缓慢性心律失常的患者，在传统心脏起搏器植入困难的情况下，如反复感染、多次植入失败以及解剖结构复杂变异难以植入等，无导线心脏起搏器是一种可行的替代方案。

参考文献

［1］ SAIF M W，GREENBERG B. HIV and thrombosis：a review ［J］. AIDS Patient Care STDS，2001，15（1）：15-24.

［2］ AGRATI C，MAZZOTTA V，PINNETTI C，et al. Venous thromboembolism in people living with HIV infection（PWH）［J］. Transl Res，2021，227：89-99.

［3］ GLIKSON M，NIELSEN J C，KRONBORG M B，et al. 2021 ESC Guidelines on cardiac pacing and cardiac resynchronization therapy：Developed by the Task Force on cardiac pacing and cardiac resynchronization therapy of the European Society of Cardiology（ESC）With the special contribution of the European Heart Rhythm Association（EHRA）［J］. Eur Heart J，2021；42（35）：3427-3520.

［4］ STEINWENDER C，LERCHER P，SCHUKRO C，et al. State of the art：leadless ventricular pacing：a national expert consensus of the Austrian Society of Cardiology［J］. J Interv Card Electrophysiol，2020，57（1）：27-37.

［5］ NEUZIL P，REDDY V Y. Leadless cardiac pacemakers：pacing paradigm change［J］. Curr Cardiol Rep，2015，17（8）：68.

［6］ KOLEK M J，CROSSLEY G H，ELLIS C R. Implantation of a MICRA leadless pacemaker via right internal jugular vein ［J］. JACC Clin Electrophysiol，2018，4（3）：420-421.

［7］ SALEEM-TALIB S，VAN DRIEL V J，CHALDOUPI S M，et al. Leadless pacing：going for the jugular ［J］. Pacing Clin Electrophysiol，2019，42（4）：395-399.

［8］ BONGIORNI M G，DELLA TOMMASINA V，BARLETTA V，et al. Feasibility and long-term effectiveness of a non-apical Micra pacemaker implantation in a referral centre for lead extraction [J]. Europace, 2019, 21 (1): 114 - 120.

[9] BARUTEAU A E, PASS R H, THAMBO JB, et al. Congenital and childhood atrioventricular blocks: pathophysiology and contemporary management [J]. Eur J Pediatr, 2016, 175 (9): 1235 - 1248.

[10] WELISCH E, CHERLET E, CRESPO-MARTINEZ E, et al. A single institution experience with pacemaker implantation in a pediatric population over 25 years [J]. Pacing Clin Electrophysiol, 2010, 33 (9): 1112 - 1118.

[11] COHEN MI, BUSH D M, VETTER V L, et al. Permanent epicardial pacing in pediatric patients: seventeen years of experience and 1200 outpatient visits [J]. Circulation, 2001, 103 (21): 2585 - 2590.

[12] FORTESCUE EB, BERUL C I, CECCHIN F, et al. Patient, procedural, and hardware factors associated with pacemaker lead failures in pediatrics and congenital heart disease [J]. Heart Rhythm, 2004, 1 (2): 150 - 159.

[13] HACKETT G, AZIZ F, SAMII S, et al. Delivery of a leadless transcatheter pacing system as first-line therapy in a 28-kg pediatric patient through proximal right internal jugular surgical cutdown [J]. J Innov Card Rhythm Manag, 2021, 12 (4): 4482 - 4486.

[14] CORTEZ D. Innovative implantation of a leadless pacemaker in a 19 kg paediatric patient via the right internal jugular vein [J]. Europace, 2019, 21 (10): 1542.

[15] GALLOTTI R G, BINIWALE R, SHANNON K, et al. Leadless pacemaker placement in an 18-kilogram child: procedural approach and technical considerations [J]. HeartRhythm Case Rep, 2019, 5 (11): 555 - 558.

[16] BREATNACH C R, DUNNE L, Al-ALAWI K, et al. Leadless Micra pacemaker use in the pediatric population: device implantation and short-term Outcomes [J]. Pediatr Cardiol, 2020, 41 (4): 683 - 686.

[17] PERLOFF J K. The cardiac malpositions [J]. Am J Cardiol, 2011, 108 (9): 1352 - 1361.

［18］ DE REGIBUS V，PARDEO A，ARTALE P，et al. Leadless pacemaker implantation after transcatheter lead extraction in complex anatomy patient ［J］. Clin Case Rep，2018，6（6）：1106－1108.

［19］ CONTI S，SGARITO G. Leadless pacemaker implantation in postpneumonectomy syndrome ［J］. HeartRhythm Case Rep，2020，6（3）：124－125.

［20］ AHMAD J，BAWA D，SETHI S，et al. Successful leadless pacemaker implantation in a patient with dextroposition of the heart ［J］. HeartRhythm Case Rep，2021，7（5）：319－322.

（吴坷坷　李默晗　刘振江）

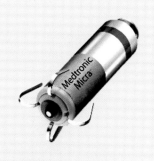

第十章
无导线心脏起搏器植入与
其他心脏介入手术一站式联合策略及病例报道

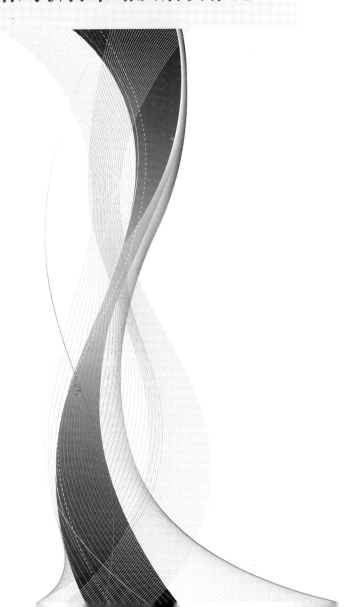

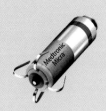

第一节 房颤导管消融与无导线心脏 起搏器植入一站式联合手术

导管消融可以恢复心房扑动和心房颤动患者的窦性节律，然而对于合并有窦房结或房室结病变的患者，单纯的导管消融无法满足患者的病情需要。指南推荐房颤患者有以下情况时具有心脏永久起搏器植入适应证：①有症状的病态窦房结综合征合并有房颤/房扑的患者。②房颤合并三度/高度房室传导阻滞患者。③清醒状态下心室停跳超过 5 s 的房颤患者等需要植入心脏永久起搏器[1]。常规情况下，会选择择期经锁骨下静脉行传统心脏起搏器植入。随着近年无导线心脏起搏器的普及和推广，房颤导管消融＋无导线心脏起搏器一站式联合手术成为新的治疗策略[2-4]，其优势在于静脉入路可以共用，同时缩短住院时间，减少再次穿刺所致的出血、血气胸等并发症。对于房颤导管消融策略分为两种：一种为房室结消融＋起搏器植入，用于房颤难以控制的快心室率患者；另一种为房颤肺静脉导管消融恢复窦性心律，用于房颤合并有心动过缓的患者。

笔者所在中心为国内最早一批开展无导线心脏起搏器植入术的中心，积累了大量病例和手术经验，并于 2020 年开展房颤患者"导管消融＋无导线心脏

无导线心脏起搏器——技术要点与实战攻略

起搏器植入"一站式联合手术，多例患者均获得良好结果，并无血管损伤、卒中等并发症，安全性能够得到良好保证。

对于永久性房颤伴有难以控制的快心室率的患者，行房室结消融加无导线心脏起搏器植入一站式联合手术，在国际上也得到应用并获得一定临床研究经验。多个研究表明，同一血管入路下完成永久性房颤患者房室结消融＋无导线心脏起搏器植入平均 9 个月的随访具有良好的安全性及有效性[4-6]。

国际上已经有多个指南或专家共识对于无导线心脏起搏器植入适应证给予建议。2020 年发布的奥地利专家共识是第一部详细阐述无导线心脏起搏器适应证和禁忌证的专家共识，共识建议：对于永久性房颤伴房室传导阻滞或者慢心室率的患者，推荐使用无导线心脏起搏器[7]。2021 年 ESC 心脏起搏和心脏再同步治疗指南指出，所有适用于 VVI 或者 VDD 模式的患者，在充分考虑患者预期寿命以及起搏器使用寿命的情况下，经医生和患者共同决策，均可考虑使用无导线心脏起搏器（Ⅱb，C）。对于无上肢静脉通路或传统心脏起搏器囊袋感染可能性较高的患者（既往囊袋感染史或接受血液透析治疗的患者），可考虑使用无导线心脏起搏器（Ⅱa，B）[8]。目前国内临床上可使用的无导线心脏起搏器只有美敦力公司的 Micra 无导线心脏起搏器。

一、房颤患者同期导管消融和无导线心脏起搏器植入的必要性和可行性

房颤患者导管消融能帮助患者维持窦性心律。对于导管消融效果不佳的永久性房颤患者，房室结消融联合心脏起搏器植入则是实现心室率控制的最终方法，两种方法都能够改善患者临床症状和生活质量。对有无导线心脏起搏器植入指征的房颤患者同期行导管消融治疗在技术上是可行的，也有诸多报道证实可行性。理论上，经股静脉先行房颤导管消融，再行无导线心脏起搏器植入，可以充分利用静脉入路，导管消融鞘管还可以为 Micra 鞘管植入做预扩张

（Micra 植入导管直径为 27 F，远大于房颤导管消融鞘管）。同期手术下，早期手术经验不足时，建议常规行静脉造影，明确穿刺部位静脉入路情况再置入无导线心脏起搏器鞘管。临床实践中，慎重把握房颤患者导管消融和心脏起搏器植入适应证，在充分术前评估后，制定手术方案，降低并发症发生。

二、房颤患者同期导管消融和无导线心脏起搏器植入的操作流程

1. 患者入选条件

（1）房颤患者，有行导管消融恢复窦性节律的可能，或者恢复窦性节律可能性低，但药物无法有效控制心室率的患者。

（2）成人患者，房颤合并有房室传导阻滞或者慢心室率的患者。

2. 患者排除标准

（1）合并瓣膜性心脏病（行房室结消融患者除外）。

（2）初发房颤，或有明确原因如代谢性疾病、电解质紊乱所致阵发性房颤。

（3）心脏内存在明确血栓。

（4）严重心功能不全不能平卧耐受手术患者。

（5）三尖瓣机械瓣置换患者。

（6）心室起搏比例较高且有中至重度左室功能障碍（LVEF<35％）的患者。

（7）合并感染、肿瘤、出血或脑血管意外。

（8）其他禁忌证：如下腔静脉畸形或闭塞。

3. 房颤导管消融同期无导线心脏起搏器植入

（1）经食管心脏彩超评估左心房大小、排除左心耳血栓。术前 8 h 禁食禁饮，平卧位，局麻/全麻下穿刺右侧股静脉，完善股静脉造影，明确穿刺点和静脉通路情况。

（2）完成房间隔穿刺后，根据体重给予普通肝素（80～100 IU/kg）。若为房室结消融患者，则行股静脉造影后完成肝素化。

（3）完成导管消融，确定消融效果后，交换无导线心脏起搏器传送鞘管至右心房中部。

（4）无导线心脏起搏器植入：在 X 线透视下按照无导线心脏起搏器操作流程完成植入并牵拉验证稳定性，释放无导线心脏起搏器并测试参数。穿刺点缝合或压迫止血。

（5）同期两种手术的并发症各自独立存在，仍需注意髂静脉撕裂、心脏破裂、血栓栓塞等风险。

（6）术后 24～48 h 行起搏器程控，评估无导线心脏起搏器电学参数。

（7）术后继续按照房颤导管消融术后抗凝策略进行抗凝治疗。

（8）术后随访：出院后 3 个月随访一次，评估房颤导管消融效果及起搏器参数，稳定期每 6～12 个月随访一次，临近起搏器更换期前一年每 1～2 个月随访一次。

房颤患者导管消融同期行无导线心脏起搏器植入的部分研究和病例报道提示具有较好的安全性和有效性，但临床证据尚不充分，仍属于探索阶段，建议在严格把控适应证、充分认知风险和获益且学科讨论统一意见后，慎重开展。

三、房颤导管消融＋无导线心脏起搏器植入一站式联合治疗病例

【病例摘要】

患者，男，67 岁。因"反复心悸并发作性晕厥、黑蒙 1 个月"于 2021 年 6 月 2 日入院。患者 1 个月前出现心悸，伴头晕、黑蒙，2 天前无明显诱因发作晕厥一次，摔倒在地，持续数分钟，无肢体活动及言语障碍。门诊动态心电图提示 9.1 s 长 RR 间期。既往：1999 年因"病窦综合征"行双腔起搏器植入，2009 年更换电池；2012 年行"房颤射频消融手术"；有冠心病、2 型糖尿病、甲状腺功能亢进症病史 10 余年。入院查体：脉搏 72 次/min，血压 128/74 mmHg；神志清楚；双肺呼吸音清，无干湿啰音；心界无扩大，心律不齐，

未闻及杂音。入院动态心电图：①窦性心律；②阵发性心房扑动－心房颤动；③长 RR 间期：大于 2 s 共 62 次，最长为 9.1 s，均为房扑房颤代偿间歇、房早未下传代偿间歇及窦性停搏；④不完全右束支阻滞；⑤ST-T 改变。起搏器程控：起搏器电池耗竭。入院经食管心脏彩超：LA 36 mm，LV 54 mm，RA 35 mm，RV 32 mm，EF 59%；主动脉瓣轻中度反流，二尖瓣、三尖瓣轻度反流，左心耳未见明显血栓声像。入院诊断：①心律失常，病态窦房结综合征，阵发性房扑、房颤，心脏扩大，心功能Ⅱ级，心脏起搏器植入状态，起搏器电池耗竭。②冠心病。③2 型糖尿病。④甲状腺功能亢进。CHA2DS2-VASc：5分，HAS-BLED：3 分，属于高卒中、出血风险患者；经心内科团队会诊讨论，决定在不停用抗凝药物基础上行房颤冷冻消融＋无导线心脏起搏器一站式手术。

【诊疗过程】

患者于 2021 年 6 月 5 日局部麻醉下，行房颤冷冻消融＋无导线心脏起搏器一站式手术。首先穿刺右侧股静脉，三维标测下常规行房扑、房颤射频消融，电生理检查提示自发房扑 2∶1 下传。右肺静脉及左下肺静脉内无电位。左下肺静脉残留电位环状隔离后，仍有房扑发作，三尖瓣峡部、二尖瓣峡部、左房顶部线性消融，房扑仍不能终止，最后在冠状静脉顶部线消融成功恢复窦性心律（图 10-1）；随后更换 Micra 专用 27 F 鞘管，完成 Micra 植入，术中测试：起搏阈值：0.63 V/0.24 ms，感知：6.6 mV；阻抗 780 Ω（图 10-2）。术后心电图提示 VVI 起搏心律，QRS 时程：150ms。术后口服利伐沙班片 15 mg，qd；胺碘酮片 200 mg，tid。术后第一天患者顺利下床活动。术后 3 个月随访，未再出现心悸、黑蒙及晕厥症状。

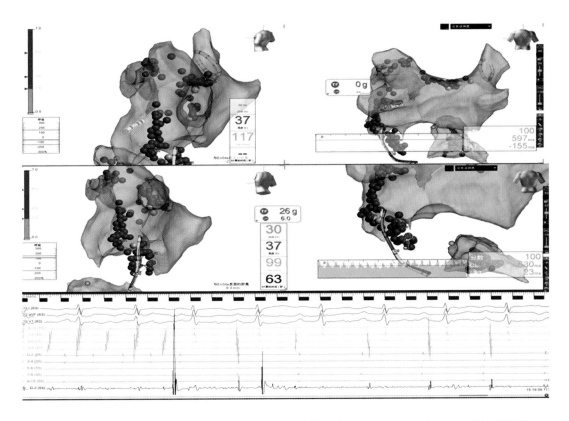

图 10-1　房颤房扑三维标测下射频消融：环肺静脉、左房顶部、三尖瓣、二尖瓣峡部以及

冠状静脉顶部线消融成功恢复窦性心律

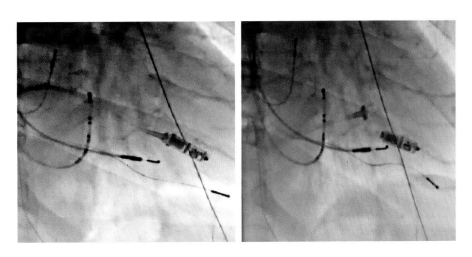

图 10-2　无导线心脏起搏器植入

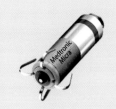

第二节　左心耳封堵与无导线心脏起搏器植入一站式联合手术

房颤可导致左心耳（left atrial appendage，LAA）内形成血栓，从而引起血栓栓塞性疾病。多个临床研究证实对于非瓣膜性房颤患者，左心耳封堵术（left atrial appendage closure，LAAC）相对口服抗凝药华法林，可以降低卒中风险并改善全因死亡率。《中国经导管左心耳封堵术临床路径专家共识》和《中国左心耳封堵预防心房颤动卒中专家共识（2019）》都已将 LAAC 作为房颤患者预防血栓栓塞的适应证（推荐等级 Ⅱa）[9-11]。专家共识推荐 LAAC 适用于 $CHA_2DS_2-VAS_c$ 评分≥2 分的非瓣膜性房颤患者，同时存在以下情况之一者：①不适合长期规范抗凝治疗。②长期规范抗凝治疗的基础上仍发生卒中或者栓塞。③HAS-BLED 评分≥3 分。④需要合并应用抗血小板药物治疗。⑤不愿意长期抗凝治疗[9-11]。目前中国可以使用的 LAAC 封堵器主要有：Watchman 封堵器、AMPLATZER Cardiac Plug（ACP）封堵器和国产 LAmbre 封堵器。目前对于非瓣膜性房颤患者行 LAAC 的适应人群和操作流程已达成共识，随着手术的不断推广和技术成熟，LAAC 的安全性和有效性在不断提升。

一、房颤患者同期左心耳封堵和无导线心脏起搏器植入的必要性和可行性

非瓣膜性房颤患者同时合并有血栓栓塞高风险以及房室传导阻滞或者慢心室率时，适合进行 LAAC 和无导线心脏起搏器植入。国内外已有过关于同期进行 LAAC 和无导线心脏起搏器植入的个案报道，证实两种手术通过相同静脉入路完成具有有效性和可行性[12,13]。虽然，两种手术操作可以在相同入路完成，操作方便可行，但仍需多学科讨论并严格选择具有适应证的患者，在《中国经导管左心耳封堵术临床路径专家共识》和 2021 年《ESC 心脏起搏和心脏再同步化治疗指南》指导下，由相关心脏团队综合评估，慎重开展，以求实现患者的最大获益。

二、房颤患者同期左心耳封堵和无导线心脏起搏器植入的操作流程

1. 经食管心脏彩超评估左心耳形态大小、排除左心耳血栓以及周围结构。术前 8 h 禁食禁饮，平卧位，局麻/全麻下穿刺右侧股静脉，完善股静脉造影，明确穿刺点和静脉通路情况。

2. 在 X 线透视下完成房间隔穿刺后，根据体重给予普通肝素（80～100 IU/kg）。建立下腔静脉—右心房—房间隔—左心房—左上肺静脉通路，交换加硬钢丝、LAAC 封堵器输送系统、猪尾导管，取右前斜 30°和足位 20°行左心耳造影，或多体位造影以求显示左心耳长轴整体形态。

3. 根据术中造影左心耳形态、分叶情况和近端直径，结合食管心脏超声，选择合适左心耳封堵器型号和大小。按照《中国经导管左心耳封堵术临床路径专家共识》流程完成 LAAC，术中造影和食管超声证实封堵器位置形态良好，无明显残余分流，牵拉证实稳定性后，释放封堵器。

4. 完成左心耳封堵后，退左心房鞘管至右心房，交换超硬钢丝至上腔静

脉，送入无导线心脏起搏器输送鞘至右心房中部。

5. 无导线心脏起搏器植入　在 X 线透视下按照无导线心脏起搏器操作流程完成植入并牵拉验证稳定性，释放无导线心脏起搏器并测试参数。穿刺点缝合或压迫止血。

6. 术后 24～48 h 复查心脏彩超，评估左心耳封堵器位置及有无心包积液等。同时完成起搏器程控，评估无导线心脏起搏器参数。

7. 术后继续按 LAAC 术后抗凝策略进行抗凝治疗。

8. 术后随访　术后 3～6 个月完成心脏彩超随访评估左心耳封堵器位置、残余分流、周围组织结构影响等。无导线心脏起搏器出院后 3 个月随访一次，评估起搏器参数，稳定期每 6～12 个月随访一次，临近起搏器更换期前一年每 1～2 个月随访一次。

LAAC 同期行无导线心脏起搏器植入的临床证据也相对较少，指南中均无推荐，因此临床实践中，心脏团队需根据患者意愿和个体化病情进行手术策略制定和实施。

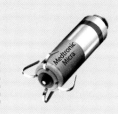

第三节 房颤导管消融＋左心耳封堵＋ 无导线心脏起搏器植入一站式 联合手术

房颤导管消融＋左心耳封堵（LAAC）一站式联合治疗能够帮助房颤患者恢复窦性心律，改善症状，同时降低高危栓塞风险患者的卒中/栓塞发生率，降低死亡率。目前针对同时具有高卒中风险、又具备消融指征的症状性房颤患者，房颤导管消融＋LAAC 一站式联合治疗已经得到《2019 欧洲心律学会（EHRA）联合欧洲经皮心血管介入学会（EAPCI）：经导管左心耳封堵术专家共识》《中国经导管左心耳封堵术临床路径专家共识》和《中国左心耳封堵预防心房颤动卒中专家共识（2019）》等共识的肯定和推荐[9-11]。对于符合房颤导管消融＋LAAC 一站式联合治疗指征，同时又存在高度房室传导阻滞或显著慢心室率的患者，永久起搏器植入同样重要。三种手术联合治疗，理论上是可行的，但传统心脏永久起搏器植入术中需要慎重使用抗凝药，而房颤消融及 LAAC 都需要术中肝素化，存在矛盾。无导线心脏起搏器可以与房颤导管消融＋LAAC—站式联合治疗共用静脉入路，同时术中肝素化无冲突，这也为房颤导管消融＋LAAC＋无导线心脏起搏器植入一站式联合治疗提供理论基础。

笔者所在心脏中心对于房颤导管消融＋LAAC—站式联合治疗和无导线心脏起搏器植入都积累了丰富经验，同时在国内率先开展了房颤导管消融＋LAAC＋无导线心脏起搏器植入一站式联合治疗，手术过程安全有效，患者也体现了良好的耐受性。

一、房颤患者同期导管消融＋LAAC＋无导线心脏起搏器植入的操作流程

1. 经食管心脏彩超评估左心房大小、左心耳形态大小、排除左心耳血栓以及周围结构。术前 8 h 禁食禁饮，平卧位，局麻/全麻下穿刺右侧股静脉，完善股静脉造影，明确穿刺点和静脉通路情况。

2. 在 X 线透视下完成房间隔穿刺后，根据体重给予普通肝素（80～100 IU/kg）。

3. 先完成房颤导管消融后，送入交换加硬钢丝至左心房左上肺静脉，建立下腔静脉—右心房—房间隔—左心房—左上肺静脉通路，交换 LAAC 封堵器输送系统、猪尾导管，取右前斜 30°和足位 20°行左心耳造影，或多体位造影以求显示左心耳长轴整体形态。

4. 根据术中造影左心耳形态、分叶情况和近端直径，结合食管心脏超声，选择合适左心耳封堵器型号和大小。按照《中国经导管左心耳封堵术临床路径专家共识》流程完成 LAAC，术中造影和食管超声证实封堵器位置形态良好，无明显残余分流，牵拉证实稳定性后，释放封堵器。

5. 完成左心耳封堵后，退左心房鞘管至右心房，交换超硬钢丝至上腔静脉，送入无导线心脏起搏器输送鞘至右心房中部。

6. 无导线心脏起搏器植入：在 X 线透视下按照无导线心脏起搏器操作流

程完成植入并牵拉验证稳定性，释放无导线心脏起搏器并测试参数。穿刺点缝合或压迫止血。

7. 术后继续按 LAAC 术后抗凝策略进行抗凝治疗。

8. 术后 24～48 h 复查心脏彩超，评估左心耳封堵器位置及有无心包积液等。同时完成起搏器程控，评估无导线心脏起搏器参数。

9. 术后随访　术后 3～6 个月完成心脏彩超随访评估左心耳封堵器位置、残余分流、周围组织结构影响等。无导线心脏起搏器出院后 3 个月随访一次，评估起搏器参数，稳定期每 6～12 个月随访一次，临近起搏器更换期前一年每 1～2 个月随访一次。

同期房颤导管消融＋LAAC＋无导线心脏起搏器植入目前确实临床证据，需要在心脏团队慎重讨论后制定个性化手术策略。

二、房颤导管消融＋LAAC＋无导线心脏起搏器植入一站式联合治疗病例

【病例摘要】

患者，女，50 岁。因"发现心律不齐 2 年，头晕、乏力 4 个月"于 2020 年 11 月 1 日入院。2 年前体检发现心律不齐，无头晕、心悸，未予重视，2018 年 9 月无明显诱因突发左侧肢体活动障碍，无言语不清，进一步检查提示：①心房颤动。②脑梗死。予以溶栓治疗后，康复出院。2020 年 6 月无明显诱因再发左侧肢体活动障碍并伴言语不清，同时伴有头晕乏力。诊断：①心房颤动伴高度房室传导阻滞。②大脑动脉栓塞所致脑梗死。予以溶栓治疗后症状恢复，但第二天再发左侧肢体活动障碍及言语不清，当地行介入取栓后，活动障碍及言语不清症状恢复，但仍有活动后头晕、乏力，转入本院进一步治疗。完善相关检查：血常规、肝肾功能电解质、心肌酶、肌钙蛋白正常，凝血功能正常，NT-proBNP 629.0 pg/mL；头部 MRI：右侧放射冠区及左侧顶叶脑梗死，双侧额叶缺血灶，右侧颞叶陈旧性脑梗死并软化灶形成；心电图：心房

颤动，三度房室传导阻滞；经食管心脏彩超：LA 42mm，LV 55mm，RA 34mm，RV 32mm，EF 52%，左、右房及左右心耳未见明显血栓。入院诊断：①心律失常，心房颤动伴三度房室传导阻滞，心脏扩大，心功能Ⅱ级。②脑梗死后遗症期。CHA_2DS_2-VASc：4分，HAS-BLED：1分，属于高卒中风险患者；经心内科团队会诊讨论，决定在不停用抗凝药物基础上行房颤冷冻消融＋左心耳封堵＋无导线心脏起搏器一站式手术。

【诊疗过程】

患者于11月9日局部麻醉下，行房颤冷冻消融＋左心耳封堵＋无导线心脏起搏器一站式手术。首先穿刺右侧股静脉，常规行房颤冷冻消融，在左上肺冷冻时55 s达到TTI，冷冻术后恢复窦性心律，三度房室传导阻滞（图10-3）；随后更换LAmbre左心耳封堵器鞘管，在食管超声指导下植入LAmbre2430左心耳封堵器；最后，更换Micra专用27 Fr鞘管，完成Micra植入，术中测试：起搏阈值：0.63 V/0.24 ms，感知：5.8 mV；阻抗800 Ω（图10-4）。术后心电图提示VVI起搏心律，QRS时程：150 ms。术后口服利伐沙班片20 mg，qd；胺碘酮片200 mg，tid。术后第一天患者顺利下床活动，头晕、乏力症状消失，术后第二天顺利出院。

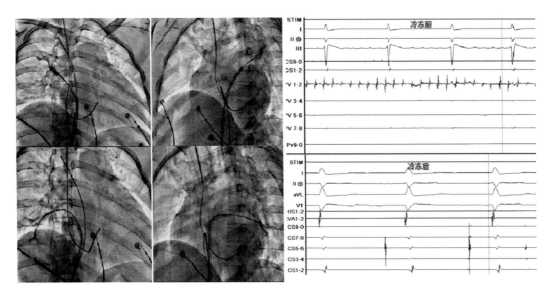

图10-3　房颤患者肺静脉冷冻消融：恢复窦性心律

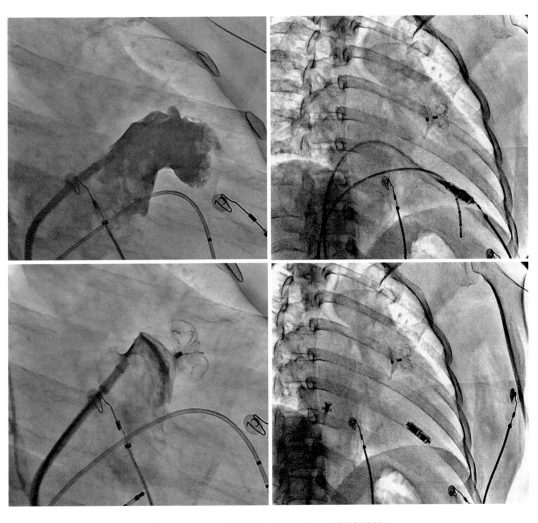

图 10-4　左心耳封堵+无导线心脏起搏器植入

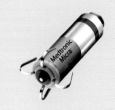

第四节　全皮下植入式心律转复除颤器与无导线心脏起搏器植入一站式联合手术

在中国，每年将近55万人死于心脏性猝死，已成为中国重要的社会健康问题。植入式心律转复除颤器（implantable cardioverter defibrillator，ICD）可有效终止恶性室性心律失常，是心脏性猝死有效的防治手段。传统的经静脉ICD可以兼顾抗心动过缓起搏、抗心动过速起搏、低能量转复和高能量除颤的功能，得到广泛应用。然而，一些特殊情况导致血管入路障碍或者囊袋位置无法植入ICD：如无法进入心室的先天性心脏病；先天性心脏病伴右向左分流导致经静脉ICD系统血栓栓塞并发症的风险增加；由于先前的植入装置相关感染和/或慢性留置，囊袋部位缺失时，全皮下植入式心律转复除颤器（subcutaneous ICD，S-ICD）成为一个合适的替代选择[14]。另外，对于预期寿命较长的年轻患者，传统ICD导线失效并重新植入机会增加，如Brugada综合征、QT间期延长综合征、肥厚型心肌病等年轻患者，当心动过缓风险低且为单形室速时，S-ICD也应得到推荐。

S-ICD 系统由脉冲发生器、皮下电极、电极导线插入工具以及程控设备组成。脉冲发生器估测寿命 5 年，体积和重量约为传统 ICD 的 2 倍，高能除颤 80 J。如果检测到＞3.5 s 电击除颤后停搏，S-ICD 能以 200 mA 双向经胸脉冲以 50 次/min 抗心动过缓起搏 30 s。手术要求脉冲发生器放置在患者左侧第 6 肋上方、腋前线与腋中线之间，通过两个胸骨旁切口将一个直径 3 mm 的三极胸骨旁电极平行放在胸骨正中线左侧 1～2 cm 部位，远端感知电极位于胸骨角附近，近端则位于剑突附近，8 cm 除颤电极位于两个感知电极之间。心脏节律通过感知电极与脉冲发生器之间向量关系（近端感知电极到发生器壳、远端感知电极到发生器壳、远端到近端感知电极）得到识别。在植入有效性测试中，用 65 J 对模拟室颤进行除颤。然而，一旦 S-ICD 植入后，只能发放不可程控的 80 J 电击除颤，确保 15 J 的安全范围。在 S-ICD 植入前，可以使用样机在体表预先放置预想位置，并 X 线下透视观察放置位置与心影的关系，尽可能提高导线与发生器之间包绕心脏的范围，并对位置进行标记。

近年，无导线心脏起搏器的应用为这类上腔静脉入路障碍和囊袋位置感染，同时又存在心动过缓风险的 ICD 适应证人群提供了新的治疗策略。蒙德赛特（Mondésert）等在 2015 年首次报道了 S-ICD（Model SQRX；Boston Scientific）与无导线心脏起搏器（Nanostim system；St. Jude Medical）联合手术的患者，开始该联合手术的初次探索。随后陆续有多个病例报道 S-ICD 与无导线心脏起搏器（Nanostim 或 Micra）联合手术的病例，在静脉入路异常、囊袋感染、透析患者、复杂先心病、人工瓣膜感染性心内膜炎等都有成功经验[15-22]。艾哈迈德（Ahmed）等则报道了首例成功完成体内除颤的 S-ICD 和无导线心脏起搏器联合治疗患者[23]。宗（Tjong）等针对 S-ICD 和无导线心脏起搏器联合的安全性和有效性进行了动物和人体试验观察[24]。研究提示：①两者程控仪同时运行时不会产生交互影响。②无导线心脏起搏器程控仪不会导致 S-ICD 对噪声过度检测。③无导线心脏起搏器正常或超速起搏时，不影响 S-ICD 对于室颤的识别。④S-CID 即使 360 J 外部多次除颤也不会影响无导线心脏起搏器的性能和体内位置。这些前期研究和临床尝试证实了 S-ICD 和无导线心脏起搏器植入两种手术联合治疗的可行性和有效性。

无导线心脏起搏器与 S-ICD 植入手术操作独立，在时间窗上可以考虑同期手术，能够有助于降低患者痛苦和费用。同时，两者发生器都可以同时进行程控，完成两者的术中测试，避免后期重新调试。对于 S-ICD 植入手术主要以解剖标志为参照，可在无 X 线下完成。

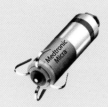

第五节　心脏瓣膜置换与无导线心脏起搏器植入联合手术

心动过缓是介入或者外科心脏瓣膜手术常见的合并症，显著增加手术住院时间和再入院率[25,26]。经导管心脏瓣膜置换/修复手术（transcatheter heart valve replacement，THVR）是近年来心脏瓣膜病领域重要进展，成为诸多高龄、高危瓣膜病患者的主要治疗策略。虽然介入器械在不断改良，介入术后的急性心肌缺血和水肿所致的心脏传导功能异常仍然无法避免，心脏永久起搏器在THVR术后的植入率达到12%～20%[27-29]。传统经静脉心脏永久起搏器植入术的并发症诸如起搏器囊袋感染、电极感染和三尖瓣反流等短期并发症发生率高达8%～12%[29,30]。无导线心脏起搏器的出现将囊袋、电极感染等并发症感染概率降低至3.4%～6.5%[31,32]。针对行THVR术的患者，具有更高龄，病情更危重的特点，其囊袋/电极感染、三尖瓣反流风险更高，无导线心脏起搏器作为该类人群的传统心脏起搏器替代治疗方法具有可行性。

2015年富迪姆（Fudim）等曾报道一位行经导管主动脉瓣置换术出现房室传导阻滞的83岁患者，置换术3 d后在院内进行了同期无导线心脏起搏器植入术[33]。相同的情况在不同的瓣膜类型都有类似发生，多个病例也证实两种手术同期治疗的安全性和有效性[34,35]。对于术前就存在心动过缓和瓣膜疾病的患者，经导管主动脉瓣置换术和无导线心脏起搏器植入同台联合治疗同样是安全有效的[36]。摩尔（Moore）等针对 THVR 与无导线心脏起搏器联合手术进行了小样本回顾性分析，研究发现相较于传统永久起搏器植入，无导线心脏起搏器手术有相同的安全和有效性，且术中出血和三尖瓣反流风险更低[37]。奈·福维诺（Nai Fovino）等针对 THVR 术后心脏起搏器植入的大规模临床研究分析提示：①对于起搏依赖低危患者，预计此后的起搏比例较低，尤其对于那些持续性房颤患者，可以考虑植入无导线心脏起搏器。②因房室传导恢复的可能性较小，起搏依赖高危患者可以缩短术后观察时间，积极植入心脏永久起搏器，减少住院时间[38]。对于 THVR 术后出现的心动过缓，2021 年《ESC 心脏起搏和再同步化治疗指南》推荐术后观察期为 5 d，对于逸搏节律慢并且预计恢复可能性小的患者可缩短观察期限，根据患者实际情况制定心脏永久起搏器植入策略，早期植入起搏器[39]。

因此，对 THVR 术后存在心动过缓的永久性房颤患者和低起搏比例的病态窦房结综合征患者，建议考虑联合无导线心脏起搏器植入。对于无上肢静脉通路或囊袋感染可能性较高如接受血液透析治疗的患者，可考虑使用无导线心脏起搏器；对于其他所有适用于 VVI 或者 VDD 模式的患者，在充分考虑患者预期寿命以及起搏器使用寿命的情况下，经医生和患者共同决策，均可考虑使用无导线心脏起搏器。THVR 与无导线心脏起搏器联合手术能够大大降低患者痛苦和住院时间，也能减少因抗栓药物使用所致的囊袋血肿和感染的风险，对于 THVR 的高龄人群能够带来更多的获益。

外科心脏瓣膜置换术后发生传导功能异常需要安装永久起搏器的比例为 4%～11%[40,41]。经静脉心脏永久起搏器植入对于三尖瓣的影响较为明显，可导致近 20% 的患者出现三尖瓣反流加重，导致右心室、肺动脉高压甚至需要重新行瓣膜修复[18]。无导线心脏起搏器的应用也为外科心脏瓣膜置换术合并有心动过缓情况的患者提供了一种全新的治疗策略：在开放视野下直视完成右室无导线心脏起搏器植入与心脏瓣膜置换。相对于经静脉途径，此种方式还能够避免无导线心脏起搏器植入过程中所造成的血管撕裂和心脏破裂的并发症。为此，希瓦穆尔蒂（Shivamurthy）等学者有选择性地对15例心脏瓣膜病合并心动过缓的患者进行了同期外科开胸心脏瓣膜置换术与无导线心脏起搏器植入术[42]。手术过程中，按照先无导线心脏起搏器植入再换瓣的流程进行。术者在切开右心房后，直视下送入标准的鞘管和无导线心脏起搏器（Micra，Medtronic）至右室并释放。这15例患者的心动过缓病情符合以下四种情况之一：①病态窦房结综合征，间歇性停顿（有症状）；②心房颤动伴缓慢心室率；③房颤伴完全性心脏传导阻滞；④术后房室传导阻滞高风险。研究提示同期行外科开胸心脏瓣膜置换术与无导线心脏起搏器植入术具有安全性和可行性，短期随访结果提示起搏器参数良好，运行正常。因此，针对外科换瓣的患者，同期施行无导线心脏起搏器和换瓣术具有安全性和有效性，但仍需严格把控入选人群，慎重开展。

一、同期经导管心脏瓣膜置换/修复和无导线心脏起搏器植入的操作流程

1. 术前8 h禁食禁饮，平卧位，全麻下穿刺右侧股静脉和左右股动脉完善股动、静脉造影，明确穿刺点和血管通路情况。

2. 穿刺完成后，根据体重给予普通肝素（80～100 IU/kg）。经股静脉送入超硬导丝至上腔静脉，交换无导线心脏起搏器输送鞘至右心房中部。

3. 无导线心脏起搏器植入 在X线透视下按照无导线心脏起搏器操作流程完成植入并牵拉验证稳定性，释放无导线心脏起搏器并测试参数。

4. 如为主动脉瓣置换，则经股动脉置入主动脉瓣，在无导线心脏起搏器起搏下，辅助完成球囊扩张和瓣膜释放。如为二尖瓣修复，则交换普通钢丝送入房间隔穿刺鞘管至右心房，在食管超声指导下完成房间隔穿刺，交换超硬导

丝，更换二尖瓣缘对缘修复装置鞘管，完成二尖瓣修复。最后缝合伤口，加压包扎。

5. 同期两种手术的并发症各自独立存在，仍需注意髂静脉撕裂、心脏破裂、血栓栓塞等风险。

6. 术后24～48 h行起搏器程控，评估无导线心脏起搏器参数。

7. 术后继续按照经导管心脏瓣膜置换/修复手术抗栓策略进行抗栓治疗。

8. 术后随访：出院后3个月随访一次，评估房颤导管消融效果及起搏器参数，稳定期每6～12个月随访一次，临近起搏器更换期前一年每1～2个月随访一次。

二、同期经导管主动脉瓣植入和无导线心脏起搏器植入联合治疗病例

【病例摘要】

患者，男，83岁。因"反复胸闷、气促7年，加重1个月"入院。患者既往有冠心病、高血压病病史，否认晕厥病史。术前心电图检查提示窦性心律，心脏超声提示左心增大（LVEDD 58 mm，LA 44 mm，RVD 31 mm，RAS 29 mm，LVEF 58%），室间隔及左室后壁增厚，主动脉瓣狭窄重度并关闭不全中度，瓣膜钙化严重，二尖瓣、三尖瓣轻度反流。主动脉CTA＋冠脉CTA提示：①主动脉瓣增厚并多发钙化斑，左室大；②主动脉弓动脉瘤；③左前降支心肌桥。经心脏团队讨论后，考虑患者超高龄，主动脉瓣狭窄病情危重，属于高风险患者，建议行经导管主动脉瓣植入术。患者于2021年9月10全身麻醉下行经导管主动脉瓣植入术（TAVI），术后保留临时起搏器后转入重症监护病房进一步观察。术后体查：血压109/58 mmHg，心率68次/min，律齐，心音无明显增强和减弱，主动脉瓣区可闻及2/6级收缩期杂音。复查心电图示窦性心律，一度房室传导阻滞。9月12日（术后第3天）上午患者感乏力，体查心率59次/min，查心电图提示三度房室传导阻滞。9月15日仍未恢复传导，考

虑患者不能停用抗血小板药物，且患者超高龄，常规心脏起搏器植入术锁骨下静脉穿刺风险明显增加，囊袋出血、感染风险高，术后恢复慢，心内科团队讨论认为患者有行无导线心脏起搏器植入指征，经患者及家属同意后，同意植入无导线心脏起搏器。

【诊疗过程】

2021 年 9 月 10 日全麻醉下行 TAVI 术，手术入路为右侧股动脉，术前测压左室心尖部压力为 207/－23（60）mmHg，主动脉根部测压为 116/38（67）mmHg，主动脉跨瓣压差为 92 mmHg。经右股动脉送入长加硬导丝至左心室，沿导丝送球囊（Numd 23）通过主动脉瓣狭窄处后右室起搏至 180 次/min 时行主动脉瓣球囊扩张 1 次，退球囊。沿导丝在输送系统支撑下送经导管主动脉生物瓣（ProStyle 29）通过主动脉瓣狭窄处，待右室超速起搏至 140 次/min 时，经造影准确定位后释放，术后造影显示左右冠脉显示清晰，主动脉根部造影未见瓣周漏，左室心尖部压力 149/－5（57）mmHg，主动脉根部压力 133/58（33）mmHg（图 10-5）。

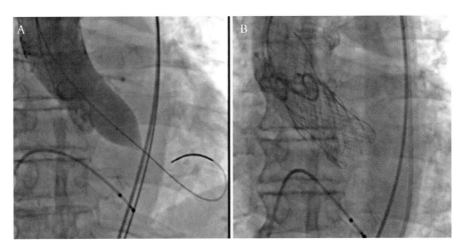

图 10-5 TAVI植入影像

图 A 示主动脉瓣球囊扩张；图 B 示生物瓣支架释放。

9 月 12 日患者出现三度房室传导阻滞且一直未能恢复，于 TAVI 术后第 5 天在局部麻醉下行无导线心脏起搏器植入术。9 月 15 日在局部麻醉下穿刺右侧股静脉后，用 6F 血管鞘的鞘芯预扩张穿刺点皮肤，退鞘芯后观察穿刺点为暗红色静脉血缓慢渗出，提示导丝位于静脉血管腔内，确认无动脉受损后先置入 8F 血管鞘，因患者肾功能不全，不行下腔静脉血管造影，经鞘管送入加硬长导丝，透视下观察长导丝顺利到达右心房后，用 18F 血管扩张鞘扩张股静脉，置入 23F 专用传送鞘管至右心房，经鞘管送入 Micra 递送系统至右房后回退传送鞘使递送系统可控弯部分游离，打弯后顺时针旋转递送系统跨过三尖瓣至右心室，继续顺时针旋转并往前递送 Micra 递送系统，使 Micra 头端指向中位间隔部，经造影进一步证实头端贴靠后右前斜位进一步递送和旋转递送系统，使系统头端呈鹅颈形态后释放 Micra，一次释放成功。测量起搏参数阈值 0.38 V/0.24 ms；感知 12.7 mV；阻抗 630 Ω，进行牵拉试验，见 3 个勾齿挂靠在心肌上，分离递送系统和 Micra（图 10 - 6）。退出递送系统和鞘管，穿刺部位常规压迫止血后，无须缝合皮肤，绷带加压包扎，拔出左侧临时起搏电极后返回病房。术后早期下床活动，9 月 20 日患者康复出院。

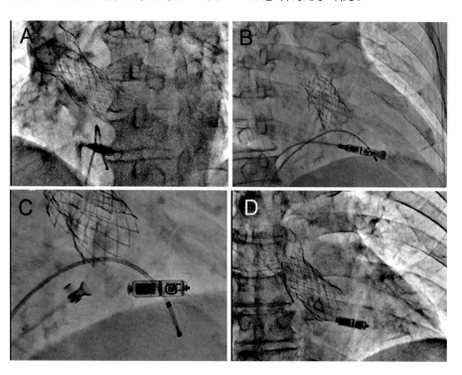

图 10 - 6　Micra 无导线心脏起搏器植入术

图 A 示左前斜 45°Micra 递送系统头端指向间隔面；图 B 示右前斜位 30°鹅颈弯成形；图 C 示牵拉试验验证 Micra 头端挂钩固定情况；图 D 示 Micra 释放后与 TAVI 瓣膜共存影像。

参考文献

［1］ EPSTEIN A E，DIMARCO J P，ELLENBOGEN K A，et al. 2012 ACCF/AHA/HRS focused update incorporated into the ACCF/AHA/HRS 2008 guidelines for device-based therapy of cardiac rhythm abnormalities：a report of the American College of Cardiology Foundation/American Heart Association Task Force on Practice Guidelines and the Heart Rhythm Society［J］. J Am Coll Cardiol，2013，61（3）：e6 - 75.

［2］ 吴梅琼，陈林，林亚洲，等. 心房颤动冷冻消融术及无导线心脏起搏器植入术一例［J］. 中华心律失常学杂志，2021，25（02）：162 - 163.

［3］ OKABE T，EL-CHAMI M F，LLOYD M S，et al. Leadless pacemaker implantation and concurrent atrioventricular junction ablation in patients with atrial fibrillation［J］. Pacing Clin Electrophysiol，2018，41（5）：504 - 510.

［4］ EL-CHAMI M F，SHINN T，BANSAL S，et al. Leadless pacemaker implant with concomitant atrioventricular node ablation：Experience with the Micra transcatheter pacemaker［J］. J Cardiovasc Electrophysiol，2021，32（3）：832 - 841.

［5］ MARTÍNEZ-SANDE J L，RODRÍGUEZ-MAÑERO M，GARCÍA-SEARA J，et al. Acute and long-term outcomes of simultaneous atrioventricular node ablation and leadless pacemaker implantation［J］. Pacing Clin Electrophysiol，2018，41（11）：1484 - 1490.

［6］ CHIENG D，LEE F，IRELAND K，et al. Safety and efficacy outcomes of combined leadless pacemaker and atrioventricular nodal ablation for atrial fibrillation using a single femoral puncture approach［J］. Heart Lung Circ，2020，29（5）：759 - 765.

［7］ STEINWENDER C，LERCHER P，SCHUKRO C，et al. State of the art：leadless ventricular pacing ：A national expert consensus of the Austrian Society of Cardiology［J］. J Interv Card Electrophysiol，2020，57（1）：27 - 37.

［8］ GLIKSON M，NIELSEN J C，KRONBORG M B，et al. 2021 ESC Guidelines on cardiac pacing and cardiac resynchronization therapy ［J］. Eur Heart J，2021，42（35）：3427-3520.

［9］ MEIER B，BLAAUW Y，KHATTAB A A，et al. EHRA/EAPCI expert consensus statement on catheter-based left atrial appendage occlusion ［J］. Europace，2014，16（10）：1397-1416.

［10］ 中华医学会心血管病学分会，中华心血管病杂志编辑委员会. 中国左心耳封堵预防心房颤动卒中专家共识（2019）［J］. 中华心血管病杂志，2019，47（12）：937-955.

［11］ 中国医师协会心血管内科医师分会结构性心脏病专业委员会. 中国经导管左心耳封堵术临床路径专家共识 ［J］. 中国介入心脏病学杂志，2019，27（12）：661-672.

［12］ JOHAR S，LUQMAN N. Implant of a left atrial appendage occluder device（Watchman）and leadless pacing system（Micra）through the same venous access in a single sitting ［J］. BMJ Case Rep，2018，2018：bcr2017222471.

［13］ 梁义秀，汪菁峰，陈莎莎，等. 一站式左心耳封堵与无导线心脏起搏器植入一例 ［J］. 中华心律失常学杂志，2021，25（2）：160-161.

［14］ BENNETT M，PARKASH R，NERY P，et al. Canadian cardiovascular society/canadian heart rhythm society 2016 implantable cardioverter-defibrillator guidelines ［J］. Can J Cardiol，2017，33（2）：174-188.

［15］ MONDÉSERT B，DUBUC M，KHAIRY P，et al. Combination of a leadless pacemaker and subcutaneous defibrillator：First in-human report ［J］. Heart Rhythm Case Rep，2015，1（6）：469-471.

［16］ NG J B，CHUA K，TEO W S. Simultaneous leadless pacemaker and subcutaneous implantable cardioverter-defibrillator implantation—When vascular options have run out ［J］. J Arrhythm，2018，35（1）：136-138.

［17］ ENOMOTO Y，HASHIMOTO H，ISHII R，et al. Leadless pacemaker and subcutaneous implantable cardioverter defibrillator combination in a hemodialysis patient

[J]. Circ J, 2018, 82 (12): 3108 - 3109.

[18] KACZMAREK K, CZARNIAK B, JAKUBOWSKI P, et al. Leadless pacemaker and subcutaneous implantable cardioverter-defibrillator therapy: the first use of a novel treatment option in poland [J]. Kardiol Pol, 2018, 76 (6): 1026.

[19] ITO R, KONDO Y, WINTER J, et al. Combination of a leadless pacemaker and subcutaneous implantable cardioverter defibrillator therapy for a Japanese patient with prosthetic valve endocarditis [J]. J Arrhythm, 2019, 35 (2): 311 - 313.

[20] MCGILL M, ROUKOZ H, JIMENEZ E, et al. Leadless pacemaker placement in a pediatric tetralogy of Fallot patient with previous transcatheter valve replacement [J]. J Electrocardiol, 2019, 56: 52 - 54.

[21] LJUNGSTRÖM E, BRANDT J, MÖRTSELL D, et al. Combination of a leadless pacemaker and subcutaneous defibrillator with nine effective shock treatments during follow-up of 18 months [J]. J Electrocardiol, 2019, 56: 1 - 3.

[22] FERNáNDEZ-PALACIOS G, GARCÍA-MORáN E, SANDÍN-FUENTES M, et al. The utility of a combined synchronous atrioventricular leadless pacemaker and subcutaneous implantable cardiac defibrillator system in bilateral upper limb venous occlusion [J]. Europace, 2021, 23 (5): 814.

[23] AHMED F Z, CUNNINGTON C, MOTWANI M, et al. Totally leadless dual-device implantation for combined spontaneous ventricular tachycardia defibrillation and pacemaker function: a first report [J]. Can J Cardiol, 2017, 33 (8): 1066. e5 - 1066. e7.

[24] TJONG F V, BROUWER TF, SMEDING L, et al. Combined leadless pacemaker and subcutaneous implantable defibrillator therapy: feasibility, safety, and performance [J]. Europace, 2016, 18 (11): 1740 - 1747.

[25] HAMM CW, MOLLMANN H, HOLZHEY D, et al. The german aor-tic valve registry (GARY): in-hospital outcome [J]. Eur Heart J, 2014, 35 (24): 1588 - 1598.

[26] MAR PL, ANGUS CR, KABRA R, et al. Perioperative predictors of permanent

pacing and long-term dependence following tricuspid valve surgery: a multicentre a-nalysis [J]. Europace, 2017, 19 (12): 1988 – 1993.

[27] THOURANI V H, KODALI S, MAKKAR R R, et al. Transcatheter aortic valve replacement versus surgical valve replacement in intermediate-risk patients: a propensity score analysis [J]. Lancet, 2016, 387 (10034): 2218 – 2225.

[28] HERRMANN H C, THOURANI VH, KODALI S K, et al. One-year clinical outcomes with sapien 3 transcatheter aortic valve replacement in high-risk and inoperable patients with severe aortic stenosis [J]. Circulation, 2016, 134 (2): 130 – 140.

[29] TJONG F V, REDDY V Y. Permanent leadless cardiac pacemaker therapy: a comprehensive review [J]. Circulation, 2017, 135 (15): 1458 – 1470.

[30] UDO E O, ZUITHOFF N P, VAN HEMEL N M, et al. Incidence and predictors of short-and long-term complications in pacemaker therapy: the FOLLOWPACE study [J]. Heart rhythm, 2012, 9 (5): 728 – 735.

[31] REDDY V Y, EXNER D V, CANTILLON D J, et al. Percutaneous implantation of an entirely intracardiac leadless pacemaker [J]. N Engl J Med, 2015, 373 (12): 1125 – 1135.

[32] REYNOLDS D, DURAY G Z, OMAR R, et al. A Leadless intracardiac transcatheter pacing system [J]. N Engl J Med, 2016, 374 (6): 533 – 541.

[33] FUDIM M, FREDI J L, BALL S K, et al. Transcatheter leadless pacemaker implantation for complete heart block following corevalve transcatheter aortic valve replacement [J]. J Cardiovasc Electrophysiol, 2016, 27 (1): 125 – 126.

[34] SHIKAMA T, MIURA M, SHIRAI S, et al. Leadless pacemaker implantation following transcatheter aortic valve implantation using SAPIEN 3 [J]. Korean Circ J, 2018, 48 (6): 534 – 535.

[35] BELNAVIS G, RIVNER H, COLOMBO R, et al. Percutaneous solution for a frequent complication after transcatheter aortic valve replacement: a case of atrioventricular leadless pacemaker implantation after transcatheter aortic valve replacement [J].

无导线心脏起搏器——技术要点与实战攻略

HeartRhythm Case Rep，2020，7（1）：8－11.

［36］ RAO K，ESHOO S，NAGARATNAM K，et al. Concurrent transcatheter aortic valve replacement and leadless pacemaker implantation in a patient with aortic stenosis and tachycardia-bradycardia syndrome ［J］. CJC Open，2020，3（4）：549－551.

［37］ MOORE S K L，CHAU K H，CHAUDHARY S，et al. Leadless pacemaker implantation：a feasible and reasonable option in transcatheter heart valve replacement patients ［J］. Pacing Clin Electrophysiol，2019，42（5）：542－547.

［38］ NAI FOVINO L，CIPRIANI A，FABRIS T，et al. Anatomical predictors of pacemaker dependency after transcatheter aortic valve replacement ［J］. Circ Arrhythm Electrophysiol，2021，14（1）：e009028.

［39］ GLIKSON M，NIELSEN J C，KRONBORG M B，et al. 2021 ESC Guidelines on cardiac pacing and cardiac resynchronization therapy ［J］. Eur Heart J，2021，42（35）：3427－3520.

［40］ BIS J，GOŚCIŃSKA-BIS K，GOŁBA K S，et al. Permanent pacemaker implantation after cardiac surgery：optimization of the decision making process ［J］. J Thorac Cardiovasc Surg，2021，162（3）：816－824.

［41］ KIEHL E L，MAKKI T，MATAR R M，et al. Incidence and predictors of late atrioventricular conduction recovery among patients requiring permanent pacemaker for complete heart block after cardiac surgery ［J］. Heart Rhythm，2017，14（12）：1786－1792.

［42］ SHIVAMURTHY P，MILLER M A，EL-ESHMAWI A，et al. Leadless pacemaker implantation under direct visualization during valve surgery ［J］. J Thorac Cardiovasc Surg，2020，S0022－5223（20）：32264－32269.

（涂涛　张保俭　周胜华）

图书在版编目（ＣＩＰ）数据

无导线心脏起搏器：技术要点与实战攻略 / 刘启明,周胜华编著. — 长沙：湖南科学技术出版社,2022.4
ISBN 978-7-5710-1518-3

Ⅰ．①无… Ⅱ．①刘… ②周… Ⅲ．①心脏起搏器Ⅳ.①R318.11

中国版本图书馆 CIP 数据核字(2022)第 051195 号

WUDAOXIAN XINZANG QIBOQI —— JISHU YAODIAN YU SHIZHAN GONGLÜE

无导线心脏起搏器——技术要点与实战攻略

编　　著：刘启明　周胜华
出 版 人：潘晓山
责任编辑：王　李
出版发行：湖南科学技术出版社
社　　址：长沙市芙蓉中路一段 416 号泊富国际金融中心
网　　址：http://www.hnstp.com
湖南科学技术出版社天猫旗舰店网址：http://hnkjcbs.tmall.com
邮购联系：0731-84375808
印　　刷：长沙超峰印刷有限公司
　　　　　（印装质量问题请直接与本厂联系）
厂　　址：长沙市宁乡县金洲新区泉洲北路 100 号
邮　　编：410600
版　　次：2022 年 4 月第 1 版
印　　次：2022 年 4 月第 1 次印刷
开　　本：889mm×1194mm　1/16
印　　张：12.25
字　　数：173 千字
书　　号：ISBN 978-7-5710-1518-3
定　　价：118.00 元